Petra Neumayer & Roswi

Medizin zum Aufmalen

Heilen mit der Neuen Homöopathie
Kompakt-Ratgeber

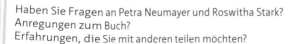

Haben Sie Fragen an Petra Neumayer und Roswitha Stark?
Anregungen zum Buch?
Erfahrungen, die Sie mit anderen teilen möchten?

Nutzen Sie unser Internetforum:
www.mankau-verlag.de

mankau

Impressum

Bibliografische Information der Deutschen Nationalbibliothek
Die Deutsche Nationalbibliothek verzeichnet diese Publikation in der Deutschen
Nationalbibliografie; detaillierte bibliografische Daten sind im Internet über
http://dnb.d-nb.de abrufbar.

Petra Neumayer & Roswitha Stark
Medizin zum Aufmalen
Heilen mit der Neuen Homöopathie
Kompakt-Ratgeber
ISBN 978-3-86374-132-7
1. Auflage September 2013

Mankau Verlag GmbH
Postfach 13 22, D-82413 Murnau a. Staffelsee
Im Netz: www.mankau-verlag.de
Internetforum: www.mankau-verlag.de/forum

Redaktion: Julia Feldbaum, Augsburg
Endkorrektorat: Susanne Langer M. A., Traunstein
Gestaltung Umschlag: Sebastian Herzig, Mankau Verlag GmbH
Layout: X-Design, München
Satz und Gestaltung: Lydia Kühn, Aix-en-Provence, Frankreich

Abbildungen/Fotos: Kirschner – iStockphoto.com (Titelmotiv); Peggy Boegner –
fotolia.com (1. Klappe oben, 4, 10/11); JosÈ Alberto Fuentes – fotolia.com
(1. Klappe Mitte, 5 oben, 58/59); Ina Brandenburg – fotolia.com (1. Klappe
unten, 5 unten, 76/77); Markus Bormann – fotolia.com (19); ayge – fotolia.com
(39); Mykola Mazuryk – fotolia.com (79); Claudia Scholten (2. Klappe oben);
Roswitha Stark (2. Klappe unten)

Druck: Westermann Druck Zwickau GmbH, Zwickau/Sachsen

»Ich bin ein Öko-Buch!«
Das im Innenteil eingesetzte EnviroTop-Recylingpapier wird ohne zusätzliche
Bleiche, ohne optische Aufheller und ohne Strichauftrag produziert. Es besteht
zu 100 % aus recyceltem Altpapier und entstammt einer CO_2-neutralen
Produktion. Das Papier trägt das Umweltzeichen »Der blaue Engel«.

Hinweis für die Leser:
Die Autorinnen haben bei der Erstellung dieses Buches Informationen und
Ratschläge mit Sorgfalt recherchiert und geprüft, dennoch erfolgen alle Angaben
ohne Gewähr. Verlag und Autorinnen können keinerlei Haftung für etwaige
Schäden oder Nachteile übernehmen, die sich aus der praktischen Umsetzung
der in diesem Buch vorgestellten Anwendungen ergeben. Bitte respektieren
Sie die Grenzen der Selbstbehandlung und suchen Sie bei Erkrankungen einen
erfahrenen Arzt oder Heilpraktiker auf.

Vorwort

Zeichen und Symbole dienen seit Jahrhunderten und in allen Völkern und Glaubensrichtungen der Welt dazu, die Kommunikation zu erleichtern sowie die Lebenskraft und die seelische und körperliche Gesundheit des Menschen zu stärken.

Dieses uralte Wissen wird in der sogenannten »Neuen Homöopathie« heilbringend angewendet. Die Selbstheilungskräfte des Menschen werden gestärkt: Symbole, geometrische Formen und Zeichen wirken wie Antennen auf der Haut und verändern so das Energiesystem des Körpers. Blockaden können gelöst, Unstimmigkeiten erkannt und verändert werden. Doch nicht nur aufgemalt auf der Haut können Symbole ihre ganze Wirkung entfalten ...

Lassen Sie sich darauf ein, und erfahren Sie am eigenen Leib die stärkende Kraft von Zeichen!

Inhalt

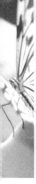

Einleitung

Ziel dieses Buches ist, Ihnen – egal ob interessierter Laie, Patient oder Therapeut – eine energetische Informationsmedizin mit ihren mannigfaltigen Einsatzmöglichkeiten vorzustellen.

Der ursprüngliche Name dieses ganzheitlichen Heilsystems lautet »Neue Homöopathie«. Sie basiert auf den Forschungen des Wiener Elektrotechnikers Erich Körbler (1936–1994), der altes Wissen wiederentdeckte und durch eigene Forschungen schließlich den Bogen zwischen der Traditionellen Chinesischen Medizin, neuesten Erkenntnissen aus der Quantenphysik und der Radiästhesie spannen konnte.

»Neue Homöopathie« benannte er dieses Heilsystem, weil es – ähnlich wie die Homöopathie – auf dem Prinzip basiert, Krankheiten durch Informationsübertragung zu heilen.

Erich Körbler verdanken wir, dass er dieses Wissen einer breiten Öffentlichkeit zugänglich gemacht hat und dass das Interesse an dieser sensitiven Heilmethode heutzutage stetig wächst. Zahlreiche Therapeuten bauen seither auf seinem Wissen auf, forschen weiter, bereichern die Neue Homöopathie mit eigenen Erfahrungen oder koppeln sie an andere ergänzende Heilsysteme. Aus diesen Weiterentwicklungen resultieren heute verschiedene Namen wie Praxisorientierte Neue Homöopathie,

Medizin zum Aufmalen, Bioenergetische Regenerations-
therapie, Sensitive Resonanztherapie u.v.m.

Die richtige Schwingung macht's

Basis und theoretische Grundlagen der verschiedenen
Methoden der energetischen Informationsmedizin sind
immer dieselben: Alles schwingt. Ob Steine, Farben,
Mikroorganismen, Arzneien, Menschen oder geometrische Zeichen – alles, was existiert, hat eine Schwingung, sendet Informationen aus und steht miteinander in
Kommunikation. Setzte man einen kranken Organismus
mit einem verstimmten Musikinstrument gleich, dann
könnte er durch die passende Schwingung wieder auf den
richtigen Ton eingestimmt werden. Ganz ähnlich ist auch
die Theorie vieler Heilmethoden, die mit Information
und Schwingungen heilen. Sie alle haben zum Ziel, einen
erkrankten Organismus wieder in Ein-Klang zu bringen.
Auf diesem Prinzip basiert auch die Neue Homöopathie,
indem sie disharmonische Schwingungen mit Hilfe geo-
metrischer Zeichen verändert. Denn jeder gemalte Strich
wirkt wie eine Antenne und verändert die vorhandene
Schwingung: Werden diese biophysikalisch wirksamen
geometrischen Zeichen zum Beispiel auf Akupunkturpunkte aufgemalt, lösen sie schmerzlose Reize zur Akti-
vierung der Selbstheilungskräfte aus. Man spricht auch
von der »Strichakupunktur«.
Dass Akupunkturpunkte seit Tausenden von Jahren
genadelt werden, ist weitestgehend bekannt. Heutzutage

etablieren sich viele verschiedene »Meridiantherapien«,
die auf die unterschiedlichsten Arten Einfluss auf das
Meridiansystem und die Akupunkturpunkte ausüben –
zum Beispiel mittels Klopfen (EFT), Streichen, Kristall-
Akupunktur, Aufsetzen von Stimmgabeln – oder eben
durch Aufmalen von geometrischen Zeichen.
Die geometrischen Zeichen lassen sich darüber hinaus
aber auch zur Herstellung von »informiertem Heilwasser«
einsetzen. Durch das Trinken des informierten Wassers
ist es möglich, jede Zelle unseres Körpers positiv zu informieren.

Die Neue Homöopathie und die daraus neu hervorge-
gangenen Methoden und Anwendungen eignen sich aber
nicht nur für professionelle Therapeuten, sondern gerade
auch für Laien; sie ermöglichen jedem Einzelnen, selbst-
verantwortlich für seine Gesundheit zu sorgen und sich
selbst zu helfen.
Was besonders fasziniert, ist die enorm große Bandbreite
der verschiedenen Einsatzmöglichkeiten und gleichzeitig die Einfachheit in der Anwendung. Durch die direkte
Miteinbeziehung des Patienten fördert die Neue Homöopathie dessen Verantwortung gegenüber der eigenen
Gesundheit. Sensitive Resonanzmethoden verstehen sich
als ganzheitlich: Der ganze Mensch wird auf allen Seins-
ebenen – Körper, Seele und Geist – gesehen und behandelt. Daher spielen auch die Beziehung zur Umwelt, die
Lebensumstände (soziale Einbindung, familiäre und

berufliche Umstände), psychische Faktoren, Strahlenbe-
lastung sowie Allergien und Umweltgifte eine große Rolle
in der Therapie.

Erich Körbler widmete sein Lebenswerk der akribischen
Erforschung und Erfassung des Systems, das hinter den
Schwingungen liegt.
Er selbst sah sich als Pionier der Ganzheitsmedizin – Kol-
legen, die mit ihm arbeiteten, hielten ihn für ein Genie.
Ein Genie, das sich insbesondere durch seine Kreativität
auszeichnete. Körbler war nicht nur Wissenschaftler,
dessen Werk mit etlichen Preisen und Auszeichnungen
gewürdigt wurde; er interessierte sich ebenso für die
Kunst und erhielt als Schriftsteller eine Auszeichnung in
Venedig. Der belgische König zeichnete ihn mit einem
Verdienstkreuz aus und die EUREKA, das Zentrum der
Europäischen Gemeinschaft für innovative Forschung in
Brüssel, verlieh ihm die Goldmedaille – um nur einige der
Ehrungen zu nennen.

Das wichtigste Schaffenswerk des fröhlichen und gleich-
sam bescheidenen Forschers, das er der Nachwelt
hinterließ, ist die sogenannte »Neue Homöopathie«.
Diesem Heilsystem liegt die Erkenntnis zugrunde, dass
der Mensch ein Informationssystem sei und folglich auch
durch bloße Informationen behandelt und geheilt werden
könne, ganz ohne technische Eingriffe und chemische
Arzneien.

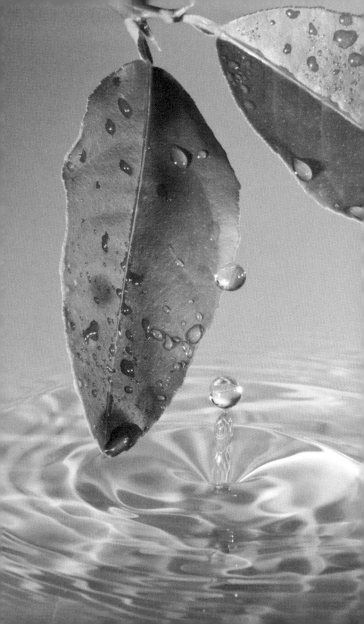

Basiswissen

In diesem Kapitel erfahren Sie alles über die Grundlagen der »Neuen Homöopathie« und ihre vielseitigen Anwendungsmöglichkeiten zur Stärkung und Heilung des Körpers.

Alles schwingt

Ob Stein, Blume, Tier oder Mensch – alles, was existiert, schwingt und sendet damit Informationen aus. Die klassische Wissenschaft geht jedoch davon aus, dass die Entwicklungen in der Natur durch zufällige Prozesse gesteuert werden. Der englische Biologe Rupert Sheldrake hat sich der Frage zugewandt, wie sich komplexe Systeme selbst organisieren. Wir können den Maler eines Bildes nicht kennenlernen, indem wir die Farben seines Gemäldes analysieren. Den dahinterliegenden Gedanken können wir nur begreifen, wenn wir das Ganze studieren.

Was sind morphische Felder?

Die Wissenschaft kennt elektromagnetische Felder. Rupert Sheldrake hat die Theorien der morphischen Felder hinzugefügt: Was macht einzelne Bäume zum Wald? Ist es die Absprache zwischen den Bäumen oder liegt dahinter ein übergreifendes Konzept? Nach Sheldrake wird die Ganzheit durch ein morphisches Feld organisiert, denn die Ganzheit – der Wald – ist mehr als die Summe ihrer Teile. Ein morphisches Feld ist ein formgebendes Feld, das die Materie organisiert. Jede Organisation korrespondiert mit einem solchen Feld. Den Bauplan, das organisierende Prinzip, könnte man auch als kollektives Gedächtnis bezeichnen. Seine Ausdrucksform ist die Gleichschwingung ähnlicher Formen über Zeit und Raum hinweg.

Das Resonanzprinzip

Unser Leben lang befinden wir uns in Interaktion mit unserer Umwelt: Schwingungen, die von außen auf uns einwirken und die auch unser Organismus nach außen hin abstrahlt. Manchmal können wir solche Schwingungen auch fühlen. Wenn wir einen Menschen treffen, treten wir mit ihm in Resonanz: Wir wissen meist sehr schnell, ob er uns sympathisch ist oder nicht.

INFO

DAS RESONANZPRINZIP

Befindet sich eine angeschlagene Stimmgabel auf dem Tisch und stellt man eine in Ruhe befindliche dazu, wird auch diese anfangen zu schwingen: Sie geht in Resonanz zur Frequenz der schwingenden Stimmgabel und agiert gleichzeitig als Antenne und als Sender.

Ganz genauso verhält es sich mit allen Schwingungen, die auf das System Mensch treffen: Wir treten mit diesen Wellen in Resonanz. Auf diesem Resonanzprinzip basieren die Verträglichkeitstestungen der sensitiven Resonanztherapien. Treffen zum Beispiel künstlich hergestellte elektrische oder magnetische Felder auf uns und wir fühlen uns nicht mehr wohl, dann sprechen wir von Elektrosmog. Positive Schwingungen hingegen können die Selbstheilungskräfte stärken und aktivieren.

Heilen mit geometrischen Zeichen

Auch geometrische Zeichen senden Schwingungen aus. Werden Symbole zum Beispiel auf die Haut gemalt, kann das – je nach Platzierung und Art der Zeichen – Schwingungen im Energiefeld des Menschen bzw. im Energiefluss der Meridiane verändern. Dieses Erfahrungswissen ist die Basis der sogenannten Informationsmedizin.

Die Verwendung von geometrischen Zeichen und Symbolen zur Veränderung von energetischen Schwingungen ist keine Erfindung der Neuzeit. Symbole spielten in allen Kulturen eine große Rolle, denn sie sind Träger von energetischen Botschaften in komprimierter Form.
Bei einigen Menschen mag die Arbeit mit Symbolen negativ belastet sein. Da der Klerus im Mittelalter versucht hatte, die meisten Überlieferungen durch Inquisition und Hexenprozesse zu eliminieren, fehlen unserem Kulturkreis rund 500 Jahre sensitiven Umgangs mit Symbolen.
Heilen mit geometrischen Zeichen hat nichts zu tun mit Zauberei oder Magie. Vielmehr nutzen wir damit lange verschollenes Wissen unserer Vorfahren, das auch dank Erich Körbler aus dem Gedächtnis der Natur, dem morphischen Feld, wieder zu uns kommt und heute auch mit quantenphysikalischen Modellen erklärt werden kann.

INFO

JAHRHUNDERTEALTES WISSEN

Meridian-Therapie-Experten glauben, dass Ötzi den Beweis für die Akupunkturenlehre liefert. Ötzi wurde 1991 in den Tiroler Alpen gefunden, sein Alter wird auf mindestens 5.000 Jahre geschätzt. In einer Spezial-Konservierungskammer in Bozen wurden die 47 strichförmigen Tätowierungen vermessen und fotografiert und mit den Akupunkturpunkten aus der Traditionellen Chinesischen Medizin (TCM) verglichen: Die meisten Punkte korrelierten mit der klassischen Akupunkturlehre. Die Meridian-Therapie-Experten vermuten daher, dass damit Ötzis Gelenkabnutzungen an Lendenwirbeln und Beingelenken behandelt wurden. Strich-Tätowierungen auf dem Gallenblasen-, Leber- und Milzmeridian lassen vermuten, dass Ötzi unter Magen-Darm-Beschwerden litt.

Aber auch andere Analogien zeigen auf, wie heilsam Symbole unsere Wirklichkeit beeinflussen können: Dass im morphischen Feld Symbolhaftes, archetypische Figuren oder Mandalas abgespeichert sind, hat auch schon C. G. Jung mit seiner Theorie des kollektiven Unbewussten deutlich veranschaulicht.

Ein Symbol (griech. symbolon = Verbindung) ist auch stets ein Sinnbild, das uns mit seiner verbindenden Kraft helfen kann, eine verträgliche Schwingung zwischen dem Formgebenden (Krankheit, Schmerz) und dem Feinstofflichen (Schwingung, die auf uns einwirkt) herzustellen – also zwischen Materie und Bewusstsein.

Heilende Zeichen

Erich Körbler war es, der das Grundmuster hinter all den Symbolen der verschiedensten Kulturen auf Basis der Elektronik und der Chaostheorie wiederentdeckte: ein bis neun parallele Striche, das daraus zu konstruierende balkengleiche Kreuz, die Lebensrune Ypsilon und die Sinusform.

Sinus: Das Umkehrzeichen

Das Sinuszeichen ist immer ein Umkehrzeichen: Es wandelt unverträgliche Informationen in verträgliche um – und umgekehrt; daher sollte dieses Zeichen achtsam verwendet werden. Wird es beispielsweise zu lange verwendet, kehrt es Positives wieder ins Negative um.

Der Sinus ist vielseitig einsetzbar, nicht nur am Körper durch das direkte Aufmalen auf die Haut, sondern auch zum »Umschreiben« aller erdenklichen unverträglichen Informationen (Beschwerden, Krankheiten, negative Glaubenssätze etc.).

Erfahrungsbericht: Zahnschmerzen

Meine Freundin hatte seit ein paar Tagen immer wieder einmal leichte Zahnschmerzen. Als ich zu einer Einladung kam, hatte sie zwar noch gekocht, konnte aber vor lauter Zahnschmerzen selbst keinen Bissen mehr essen. Eigentlich wäre der Abend damit gelaufen gewesen, aber

ich dachte, ich könnte ja wenigstens versuchen, ihr die Schmerzen zu erleichtern. Ich hatte keine Rute dabei, malte ihr aber einfach ein großes Sinus auf die entsprechende Backe. Innerhalb weniger Minuten verschwanden die Schmerzen fast völlig.
(Beispiel nach Renata Schertle, Bad Reichenhall)

Y Die Lebensrune Ypsilon: Verstärkung

Das Y ist ein häufig angewandtes Zeichen, das im Gegensatz zum Sinus stets positiv wirkt: Unverträgliche Informationen werden in verträgliche gewandelt, verträgliche Informationen bleiben verträglich und werden gestärkt. Diese Eigenschaft macht man sich auch beim Informieren von Wasser zunutze, um beispielsweise eine positive Affirmation zu verstärken. Außerdem steht es immer am Ende der Kette einer erfolgreichen Wasserübertragung, um die Information dauerhaft im Körper zu stabilisieren. Auf dem Körper selbst wird das Ypsilon nur sehr selten verwendet.

In der Natur gibt es sehr viele Erscheinungen, in denen sich das Ypsilon-Symbol offenbart. Antikörper haben eine Ypsilonform und machen beim Andocken an Zellen Bakterien oder Viren unschädlich. Wachsen Bäume auf geopathischen Störzonen, spaltet sich der Stamm, um auszuweichen. Der Baum nimmt dadurch quasi eine Ypsilonform an.

✝ Das balkengleiche Kreuz:
zur Wohnraumsanierung

Das balkengleiche Kreuz wurde in allen alten Kulturen
verwendet. Durch Verschieben des waagrechten Balkens
nach oben wurde es zum Passions- oder Leidenskreuz.
Doch nur die balkengleiche urchristliche Kreuzform wirkt
energetisch schützend und abschirmend.

Erfahrungsbericht: Schnittwunden

*Petra S. kam mit einer starken Schnittverletzung zu mir.
Die Wunde verursachte Schmerzen, und sie spürte heftiges
Pochen in der Wunde. Ich legte ihr ein Wundpflaster an
und testete einen Grad 7 aus. Ich malte einen 2-Strich-
Sinus auf das Pflaster. Unmittelbar nach dem Auftragen
berichtete Petra S., dass der pochende Schmerz nachgelas-
sen hatte. Die Dauer für das Tragen des Zeichens testete
sieben Tage, und ich empfahl ihr, das Zeichen bei Pflaster-
wechsel selbst aufzumalen. Nach zehn Tagen berichtete sie
über einen fast schmerzfreien Heilungsverlauf.*
(Beispiel nach Christina Baumann, Berlin)

In der Informationsmedizin findet das balkengleiche
Kreuz hauptsächlich bei der Wohnraumsanierung
Anwendung, um zum Beispiel Wasseradern oder geopa-
thogene Zonen zu entstören. Es hat abschirmende Wirkung; unverträgliche Strahlen sind zwar noch vorhanden,
aber der Körper reagiert nicht mehr negativ auf sie. Als
aufgemaltes Heilzeichen wird es selten verwendet.

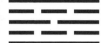

**Das Elektrosmogsymbol:
senkt die Elektrosmogbelastung**

Dieses Zeichen, das an ein I-Ging-Zeichen erinnert, besteht aus einer speziellen Strichkombination und wird hauptsächlich bei Elektrosmog- und Erdstrahlenbelastung, die am Akupunkturpunkt LG 20, an der höchsten Stelle des Scheitels, getestet werden kann, verwendet. Zum »Entladen« des Körpers muss man dieses Zeichen lediglich ein paar Minuten lang ansehen. Um elektrische Geräte, etwa Handys, zu entstören, kann dieses Zeichen einfach auf das jeweilige Gerät aufgeklebt werden.

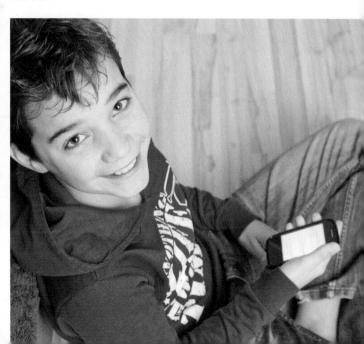

Das Testverfahren im Resonanzprinzip

Umgang mit der Einhandrute – persönliche Eichung

Für das Testverfahren im Resonanzprinzip benutzt man eine einfach konstruierte Einhandrute, auch Tensor genannt. Durch viele Versuche zum optimalen Schwingungsverhalten gibt es in der Neuen Homöopathie bestimmte Griffgrößen und Längen des Tensors sowie meist die Verwendung einer Holzkugel – und unserer Erfahrung nach ist diese Einhandrute in der Tat ein wunderbar einfaches und gut funktionierendes Werkzeug.

Um mit dieser Einhandrute nun auch richtig umgehen und die Aussage des Ausschlags überhaupt interpretieren zu können, ist die Eichung zunächst der erste Schritt. Rechtshänder nehmen dazu die Rute in die rechte Hand, Linkshänder in die linke. Nun stellt man sich vor seinem geistigen Auge eine positive Sache vor, zum Beispiel einen Sonnenuntergang, oder man sagt Positives/Bestärkendes wie: »Super, super, super – ja, ja, ja.« Wichtig ist jetzt, den ersten Rutenausschlag zu beobachten. Er wird waagrecht oder senkrecht sein. Dann denkt man an etwas Negatives oder Unangenehmes – die Rute wird in die entgegengesetzte Richtung ausschlagen.

Am besten ist natürlich, dieses Testverfahren in einem Kurs zu erlernen, weil man viele Tipps zum richtigen

Umgang mit der Einhandrute erhält und viel Übung und Praxis die nötige Sicherheit bringen. Das ist wichtig, denn auf diesem Testverfahren im Resonanzprinzip baut die weitere Arbeit der Informationsmedizin auf. Zum Üben werden Testgegenstände in die linke (bei Linkshändern die rechte) Hand genommen, oder man zeigt mit dem Zeigefinger darauf. Dann beobachtet man den Rutenausschlag: Er zeigt »verträglich« oder »unverträglich« an, ist also je nach Polung waagrecht oder senkrecht. Zum Üben eignet sich zum Beispiel das Testen der Verträglichkeit von Lebensmitteln, Kosmetika, Reinigungsmitteln etc.

TIPP

Die klassische Apfelübung

Für Rutenneulinge ist die »Apfel-Testung« ideal. Nehmen Sie dazu einen guten Apfel in die linke Hand. Testen Sie ihn aus. Dann mit dem linken Zeigefinger auf eine faule Stelle in einem anderen Apfel deuten – der Rutenausschlag zeigt sofort »unverträglich« an.

Beurteilung der Testfähigkeit

Vor jeder Testung sollte man zwei Dinge tun: sich mental öffnen und seine eigene Testfähigkeit feststellen.

Stellen Sie sich vor jeder sensitiven Arbeit mental darauf ein. Kinesiologische Übungen können hier helfen, Stress abzubauen und die beiden Gehirnhälften miteinander zu verbinden. Meditationen, bei denen man sich beispielsweise vorstellt, wie man unter einer Golddusche von allem gereinigt wird, was in irgendeiner Weise für einen selbst negativ belastend ist, helfen, sich mit dem Universum zu verbinden und sich auf die Testung einzustellen. Bei der Arbeit mit Patienten ist es hilfreich, vor seinem geistigen Auge ein eigenes »Heilungsbild« zu kreieren, indem man zum Beispiel durch eine offene Türe geht, um sich so symbolisch für die Arbeit mit dem Patienten zu öffnen. Ist die therapeutische Arbeit abgeschlossen, geht man erneut in sein imaginäres Heilungsbild und schließt die Türe hinter sich wieder zu.

So eingestimmt geht man nun daran, seine eigene Testfähigkeit zu beurteilen. Dies geschieht in drei kleinen Schritten:

1. Rechte/linke Gehirnhemisphäre testen

Die linke Hand (bei Linkshändern die rechte) in einigen Zentimetern Abstand nacheinander über die rechte und linke Gehirnhemisphäre halten. Die Rute dabei entspannt in der rechten Hand halten. Die Rutenspitze muss in beiden Fällen positiv ausschlagen.

Falls das nicht der Fall sein sollte, ist man in diesem Moment nicht testfähig. Dann mit dem Daumennagel ein oder zwei Striche auf der Scheitelhöhe von der einen zu der anderen Seite zeichnen. Das verbindet die beiden Gehirnhälften miteinander und macht für ca. 20 Minuten testfähig. Beim erneuten Testen sollte die Rute nun einen positiven Ausschlag haben.

2. Psychische Momentansituation – den Hinterkopf testen

Auf dieselbe Art und Weise nun die Testfähigkeit am Hinterkopf abfragen. Auch hier gilt: Testfähig ist, wer einen positiven Rutenausschlag hat. Falls der Rutenausschlag negativ ist, mit einem Fingernagel auf der Mittellinie von der Scheitelhöhe (höchster Punkt des Schädels LG 20) bis zum Nacken eine Linie zeichnen.

Beim erneuten Testen muss die Rute nun positiv ausschlagen.

3. Resonanz Biosystem/Umgebung – Elektrosmog und Erdstrahlen

Den linken Zeigefinger oder Handteller über den höchsten Punkt des Scheitels (LG 20) halten.

Testfähig ist man dann, wenn die Rute einen positiven Ausschlag anzeigt. Falls eine Drehung kommt, liegt eine Elektrosmogbelastung vor. Falls der Rutenausschlag negativ ist, liegt eine geopathische Störung vor, also eine Belastung aufgrund von Erdstrahlen. Beides beeinflusst die Testfähigkeit negativ. Gegebenenfalls sollten Sie dann den Ort wechseln oder ein paar Minuten das Elektrosmogsymbol ansehen und dann wie beschrieben erneut testen. Der Rutenausschlag sollte dann auf alle Fälle positiv sein.

Hat man sich auf diese Weise testfähig gemacht, kann man davon ausgehen, dass dieser Zustand ca. 15 bis 30 Minuten anhält.

Absichtsloses Testen

Wichtig ist das »absichtslose Testen«, denn Erwartungen können das Ergebnis beeinflussen.

Zugegeben, unvoreingenommen zu sein ist gar nicht so einfach. Denn im Laufe unseres Alltags, in dem wir ständig von unzähligen Informationen überflutet werden, hat unser Gehirn sehr viele Schubladen angelegt, in denen vorgefertigte Meinungen, Urteile oder sogar Verurteilungen für jede Lebenslage parat liegen. Das führt aber leider dazu, dass wir häufig erst denken und dann sehen. Absichtslos testen bedeutet also auch, durch Achtsamkeit alle Antennen auf Empfang zu stellen, um uns in einen Zustand der Präsenz zu versetzen: Erst sehen, dann denken! Nur im Hier und Jetzt verzichten wir auf schematische Denkweisen und sind »offen für alles«.

TIPP

Vertrauen entwickeln!

Wichtig bei der Arbeit mit der Einhandrute ist nicht nur das absichtslose Testen, sondern man muss gleichermaßen auch Vertrauen in die eigenen Testergebnisse entwickeln. Wer häufig von Zweifeln geplagt wird, ob denn seine Ergebnisse stimmen, der sollte viel üben! Natürlich gibt es manchmal Gründe dafür, dass man an verschiedenen Tagen verschiedene Testergebnisse für die gleiche Abfrage erhält – etwa bei Lebensmittelunverträglichkeiten. Dann sollte man die Ergebnisse aufschreiben und einen »Trend«ermitteln.

Der energetische Kreis – Weitere Testmöglichkeiten

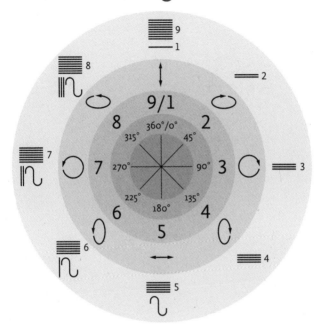

Wir wissen jetzt, dass alles Schwingung ist und wir uns in ständigem Austausch mit unserer Umwelt befinden. Die Umwelt reagiert auf uns, und wir wiederum reagieren auf die Schwingungen, die die Umwelt an uns aussendet. Alle Einflüsse, die von außen auf uns einströmen, können wir nun schon auf ihre Verträglichkeit oder Unverträglichkeit im Hinblick auf unser Biosystem testen.

Wer den Umgang mit der Einhandrute gelernt und sich durch zahlreiches Üben eine gewisse Sicherheit erworben hat, dem eröffnen sich jedoch noch mehr Testmöglichkeiten. Sie können feststellen, *wie* gut verträglich ein Lebensmittel, ein Kleidungsstück oder ein Einrichtungsgegenstand für Sie ist, *wie* schädlich giftige Substanzen oder Schwermetalle für Ihren Organismus sind oder auch *wie* stark Sie ein negativer Glaubenssatz blockieren kann. Sie lernen die Bedeutung der »Dinge«, die Sie umgeben und die Sie zu sich nehmen, auf ganz neue Art und Weise kennen und erfahren eine wunderbare Möglichkeit, um schlechten Einflüssen in Ihrem Leben aus dem Weg zu gehen.

Jede Schwingung, gleich ob sie von einem kleinen Teilchen, wie einem Blütenpollen, oder von einem negativen Gedanken einer Person ausgeht, hat ihre charakteristische Wellenlänge und ihren ganz eigenen Informationsgehalt. Diese schwingende Information kann nicht nur nach dem Ja-Nein-Prinzip gemessen werden, sondern auch nach deren Graduierung. Diese Graduierung wollen wir uns nun im »Energiekreis« ansehen.

Dieser »Energiekreis« zeigt die Verträglichkeit oder den Schweregrad der Belastung/Unverträglichkeit für den Gesamtorganismus an – völlig unabhängig davon, ob der Einfluss von außen auf Ihren Organismus trifft (z. B. allergieauslösende Birkenpollen) oder ob die Blockade in Ihrem Inneren entstanden ist (z. B. durch belastende Gedanken, Ängste etc.).

Erfahrungsbericht: Mückenschutz

Ich verbrachte meinen Sommerurlaub auf Korfu, dort wimmelte es nachts nur so vor Mücken. Ich beschloss, das Zimmer in Bezug auf die Mücken auszutesten. Ich schrieb auf einen Zettel den Namen des Hauses, die Zimmernummer und den Begriff »Mücken«, dazu malte ich das ausgetestete Zeichen. Diesen Zettel legte ich im Zimmer offen aus. Anschließend lüftete ich, und die meisten Mücken flogen ins Freie, andere flogen mir direkt vor die Nase, und ich konnte sie fangen.

Dann war mein Zimmer frei von Mücken. Nach etwa sechs Tagen waren sie wieder da. Ich testete meinen Zettel, das Zeichen war inzwischen zu hoch. Ich gebrauchte dann für den Rest des Urlaubs einen etwas schwächer wirkenden Strichcode. Dadurch war mein Zimmer wieder mückenfreie Zone.

(Beispiel nach Felicitas Sperr, Landshut)

INFO

STRICHE GEGEN DIE SCHMERZEN

Erich Körblers Methode, Strichkombinationen auf der Haut aufzubringen, verhalf beispielsweise dem österreichischen Radrennfahrer Roland Königshofer zum Sieg. Seine sportliche Leistung schien durch eine starke Migräneattacke gefährdet. Erich Körbler zeichnete ihm mit einem Stift vier parallele Striche auf die Stirn und neun auf den Rücken. Der Kopfschmerz verschwand, und der Erfolg ließ nicht lange auf sich warten! (nach Reinhard Eichelbeck)

Die acht Stufen der Verträglichkeit

Wie verträglich oder unverträglich eine Schwingung für das Biosystem ist, können wir an acht unterschiedlichen Ausschlägen der Einhandrute erkennen.

Grad 1 = verträglich = absolut ungestörtes harmonisches Fließgleichgewicht. Das ist Ihre Ja-Bewegung:

oder – je nachdem, wie Sie Ihr »Verträglich« definiert haben, ein horizontaler oder vertikaler Ausschlag. (Die Abbildung des Energiekreises zeigt bei Grad 1 einen horizontalen Ausschlag und bei Grad 5 einen vertikalen. Wenn Sie bei Grad 1 einen vertikalen Ausschlag definiert haben, ist entsprechend Ihr Grad 5 ein horizontaler Ausschlag; diese beiden Ausschläge sind dann also vertauscht, alle anderen bleiben gleich.) Im Kreis zeigt sich Grad 1 bei 0 ° = 360 °.
Das zugeordnete Zeichen: 1 Strich.

Grad 2 = sehr geringe Belastung. Der Tensor zeigt eine rechtsdrehende liegende Ellipse. Im Kreis zeigt sich Grad 2 bei 45 °.
Zugeordnetes Zeichen: 2 parallele Striche.

Grad 3 = geringgradige Belastung. Der Tensor zeigt einen rechtsdrehenden Kreis. Im Energiekreis zeigt sich Grad 3 bei 90 °. Zugeordnetes Zeichen: 3 parallele Striche.

Grad 4 = mittlere Belastung. Der Tensor zeigt eine stehende Ellipse mit Rechtsdrehung. Im Energiekreis zeigt sich Grad 4 bei 135 °. Zugeordnetes Zeichen: 4 parallele Striche.

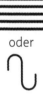

oder

Grad 5 = unverträglich. Das ist Ihre »Nein-Bewegung«, Ihr definiertes »Unverträglich«. Wenn Sie also bei Grad 1 einen horizontalen Rutenausschlag hatten, dann muss hier ein vertikaler Ausschlag erfolgen. Im Kreis zeigt sich Grad 5 bei 180 °, also genau gegenüber dem völlig ausgeglichenen Grad 1. Die zugeordneten Zeichen sind entweder 5 parallele Striche oder das »Umkehrzeichen« Sinus.

oder

Grad 6 = starke Belastung. Der Tensor zeigt eine stehende Ellipse mit Linksdrehung. Im Energiekreis zeigt sich Grad 6 bei 225 °. Zugeordnete Zeichen sind 6 parallele Striche oder 1-Strich-Sinus.

Grad 7 = sehr starke Belastung. Der Tensor zeigt einen Linkskreis. Im Energiekreis zeigt sich Grad 7 bei 270 °. Zugeordnete Zeichen sind 7 parallele Striche oder 2-Strich-Sinus.

oder

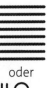

Grad 8 = außerordentlich starke Belastung. Der Tensor zeigt eine linksdrehende liegende Ellipse. Im Energiekreis zeigt sich Grad 8 bei 315 °. Zugeordnete Zeichen sind 8 parallele Striche oder 3-Strich Sinus.

oder

Grad 9 Der Tensor zeigt die gleiche Bewegung und schwingt in die gleiche Richtung wie bei Grad 1, unter Umständen aber etwas stärker. Hier schließt sich der Kreis. So wie wir einen Lebenszyklus durchlaufen, ist das Ende des Kreises gleichzeitig der Neubeginn. Aus dieser philosophischen Sicht ist es logisch, dass sich der Rutenausschlag bei Grad 9 in die gleiche Richtung bewegt wie bei Grad 1; 360 ° = 0 °. Der eventuell stärkere Ausschlag deutet aber an, dass wir uns jetzt auf der nächsthöheren Schwingungsebene befinden. Im Energiekreis zeigt sich Grad 9 bei 360 °.
Zugeordnetes Zeichen: 9 parallele Striche.

Generell gilt: Alle Rutenausschläge im rechtsdrehenden Bereich – also bis Grad 4 – zeigen an, dass der Organismus (Körper, Seele und Geist) noch in der Lage ist, sich selbst zu helfen. Denn alles schwingt, und so manche Blockierung unterliegt quasi der »Tagesform«. Ab Grad 5 ist jedoch ein Heilimpuls notwendig, denn aus dieser Blockade kommt unser Biosystem in der Regel selbst nicht mehr heraus.

Alle linksdrehenden Bewegungen der Rute zeigen einen behandlungsbedürftigen Zustand an.

INFO

DER ENERGIEKREIS IST GLEICHZEITIG ...

▶ *Diagnoseinstrument,* indem jeder Rutenausschlag anzeigt, ob die Belastung noch im grünen Bereich ist, und

▶ *Therapieinstrument,* indem Sie mit dem zugeordneten Zeichen sofort ein die Blockade harmonisierendes Symbol zur Hand haben, das Sie auf vielfältige Weise als Impulsgeber für die Selbstheilungskräfte des Organismus einsetzen können.

Striche, Sinuszeichen und deren Kombinationen verändern also die auf unser Biosystem auftreffenden Schwingungen in der Weise, dass sie für unseren Organismus wieder verträglich werden. Entscheidend ist, dass unsere körpereigene Schwingung wieder in Harmonie mit der »störenden« Schwingung kommt.

TIPP

Übung macht den Meister!
Üben Sie mithilfe des Energiekreises die Rutenausschläge,
die Sie noch nicht gelernt haben! Prägen Sie sich ein, zu
welcher Belastungsstufe der jeweilige Ausschlag gehört
und welches Harmonisierungszeichen zugeordnet ist.
Beispiel: Sie erhalten eine kreisende Bewegung nach links.
Der Linkskreis zeigt Grad 7 an. Sie wissen, dass die Belas-
tung mit Grad 7 schon ziemlich stark ist. Das ausgleichen-
de Zeichen, das hier einen Heilimpuls geben kann, wäre
2-Strich-Sinus.
Wichtig: Achten Sie auf die Fragestellung. Wie verträglich
ist diese Gemüsesorte für mich? Wie stark ist die Pollen-
belastung etc.?

Wenn Sie diese Technik mit der Einhandrute beherr-
schen, können Sie die richtige Strichkombination mühe-
los herausfinden.

Zum Gewinnen von mehr Sicherheit kann es nütz-
lich sein, evtl. Rutenkurse oder Grundkurse zur Neuen
Homöopathie zu belegen, in denen das Modell des
Energiekreises anschaulich demonstriert und dann geübt
wird. Die Strich-Sinus-Kombinationen sind äußerst vielseitig einsetzbar, nicht nur durch das direkte Aufmalen
des Zeichens auf die Haut oder auf Akupunkturpunkte,
sondern auch zum »Umschreiben« von unverträglichen
Informationen wie Allergien, Krankheiten, Blutpilzbelas-
tung, negativen Glaubenssätzen usw.

Die Heilkraft des Wassers

Wasser ist die Grundlage allen Lebens. Unsere Erde ist zu 70 % von Wasser bedeckt, ein neugeborenes Baby besteht zu 85 % aus Wasser, und beim Erwachsenen entfallen immerhin noch rund 70 % des Körpergewichts auf Wasser. Die Flüssigkeit, die unsere Zellen umspült (extrazelluläres Wasser), enthält sogar über 90 % Wasser! Über die riesige Austauschfläche unserer kleinsten Blutgefäße (Kapillaren) werden fortwährend lebensnotwendige Stoffe transportiert und ausgetauscht. Wasser durchdringt jede Körperzelle und ermöglicht die Kommunikation der verschiedenen Zellverbände untereinander.

Aber Wasser ist nicht nur für unsere Körperprozesse unverzichtbar, vielmehr werden sämtliche Denkvorgänge, unser Konzentrations- und Erinnerungsvermögen und unsere Gefühlswelten entscheidend von der energetischen Kraft des Wassers beeinflusst.

Chemisch gesehen ist Wasser (H_2O) eine Verbindung zwischen zwei Wasserstoffatomen und einem Sauerstoffatom. Die H_2O-Moleküle können sich untereinander über »Wasserstoffbrücken« zu großen Haufenmolekülen verbinden, den »Clustern«.

Spannendes aus der Wissenschaft

Es gibt unzählige Möglichkeiten, wie sich Wasserstoffbrücken bilden können. Neueste Erkenntnisse aus der Biophysik zeigen, dass diese Fähigkeit des Wassers zur

Clusterbildung entscheidend dazu beiträgt, dass Wasser
Informationen speichern kann.

Angeregt von dem amerikanischen Biochemiker Dr. Lee
H. Lorenzen begann der Japaner Masaru Emoto Mitte
der 1980er Jahre, die energetische Struktur des Wassers
experimentell zu erforschen. Er fotografierte unzählige
Kristalle gefrorenen Wassers und lieferte damit erstmals
eindrucksvolle Hinweise darauf, dass Wasser nicht nur
stoffliche Substanzen übertragen kann, sondern auch auf
Gedanken, Gefühle, Worte und Bilder anspricht.

Emoto beschallte Wasserproben mit Musik von Beetho-
ven, Mozart oder Rockmusik, »besprach« das Wasser mit
verschiedensten Wörtern wie »Liebe« oder »Hass« und
beobachtete und fotografierte die Reaktion der Wasserkristalle darauf. Das Ergebnis war frappierend: Auf Wörter
oder Sätze, mit denen gewöhnlich negative Gefühle
verbunden sind, reagierten die Kristalle mit einer unge-
ordneten, chaotischen Struktur.

Wasser, das dagegen mit Worten, die positive Assoziati-
onen auslösen, wie »Liebe« oder »Dankbarkeit« bespro-
chen wurde, bildete harmonische Kristalle aus.

Wasser kann also offensichtlich Botschaften aufnehmen und darauf reagieren; es reagiert dabei nicht nur
auf Informationen stofflicher Art, sondern auch auf
elektromagnetische Frequenzmuster beziehungsweise
unterschiedliche Wellenlängen, wie sie zum Beispiel von
homöopathischen Mitteln oder Bachblüten ausgehen,
und selbst auf Töne, Farben, Gedanken und Gefühle.

Übertragung von Heilinformation auf Wasser

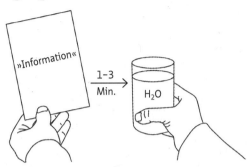

Die Speicherkraft des Wassers können wir nutzen, um Heilungsimpulse zu übertragen. Auch Erich Körbler verwendete das Wasser als Bote, um die Schwingung heilender Symbole bis zu den Körperzellen transportieren zu können. Chemisch betrachtet bleiben die Moleküle des Wassers bei diesem »Informations«vorgang unverändert, sehr wohl ändert sich aber der Informationsgehalt der Wasserkristalle, was letztendlich über »verträglich« oder »unverträglich« entscheidet.

Für die Übertragung der Heilinformation nutzen wir den »Links-Rechts-Effekt«: In der linken Hand halten Sie die Information, beispielsweise bei Unverträglichkeit von Milch einen Zettel, auf dem das Wort »Milch« mit dem entsprechenden Umkehrzeichen geschrieben steht. In der rechten Hand halten Sie ein Glas Wasser. Indem Sie sich vorstellen, dass die Information auf dem Zettel in das Glas fließt, kann der heilende Impuls vom Wasser aufgenommen werden.

Weitere geeignete Materialien für die Informationsübertragung

Manchmal ist es wünschenswert, ein anderes Speichermedium zu nutzen, das man zum Beispiel in der Hosentasche bei sich tragen kann.

Steine

Für die Informationsaufprägung eignen sich auch sehr gut Edel- und Halbedelsteine wie Bergkristall, Amethyst und Rosenquarz sowie Metalle wie Gold oder Silber. Testen Sie also vor der Informationsübertragung aus, welcher Stein für Ihren Organismus verträglich ist. Die Informationsübertragung selbst geschieht genauso wie bei der Wasserübertragung, also mit dem »Links-Rechts-Effekt«. Vergessen Sie auch hier nicht zu fragen, wie lange Sie den Stein zum Beispiel am Körper tragen sollen.

Erfahrungsbericht: Tinnitus

In einem Kurs lernte ich einmal eine Frau kennen, die an einem stressbedingten Tinnitus erkrankt war. Sie hatte sich einen kleinen Stein mit einer Umkehrinformation zu ihrem seelischen Thema geprägt, den sie zwei Wochen bei sich tragen sollte. Kurz vor Ablauf dieser Zeit fiel der Stein zu Boden und zersplitterte in zahllose Einzelteilchen. Nachdem auch der Tinnitus viel besser geworden war, hatte der Stein offensichtlich ein Zeichen gesetzt, dass seine Aufgabe erledigt war ...
(Beispiel nach Roswitha Stark, Augsburg)

Schmuckstücke

Für Schmuckstücke gilt das Gleiche wie für Steine. Fragen Sie zunächst, ob sich das Schmuckstück für die Informationsübertragung eignet. Ebenso sollten Sie fragen, ob die Kette tatsächlich am Hals getragen oder ob vielleicht besser ein Armreif gewählt werden sollte. Denn gerade Halsketten bringen Schwingungsinformationen zu einem sehr sensiblen Bereich, in dem zum Beispiel die Schilddrüse und das Hormonsystem und über die Thymusdrüse auf der Brust auch das Immunsystem empfindlich beeinflusst werden können. Natürlich müssen Sie nach der Prägung von Schmuckstücken wieder die Zeitdauer abfragen, damit sich die Information nicht »umkehrt« und irgendwann für Sie nicht mehr verträglich ist.

Cremes und Lotionen

Besonders bei Hautausschlägen, trockener oder gereizter Haut ist es oft angenehm, sich eine verträgliche Creme oder Lotion selbst herzustellen. Testen Sie zunächst eine Creme, die keine unnötigen Zusätze wie Parfüm enthält, auf deren Verträglichkeit für Sie. Wenn die Cremegrundlage in Ordnung ist, können Sie die gewünschte Information darauf übertragen.

Nicht-arzneiliche Globuli

Diese Streukügelchen sind über Apotheke oder Internet zu beziehen. Wie in der Homöopathie können auch auf sie Informationen übertragen werden.

Löschen gespeicherter Informationen

Genauso wie sich Informationen auf ein Trägermedium aufprägen lassen, können sie auch wieder von ihm gelöscht werden. Informationen, die Sie auf einen Gegenstand geprägt haben, bleiben so lange darauf geprägt, bis Sie diese wieder löschen. Das tun Sie gewöhnlich, wenn der Zeitraum, den Sie vorher für die Übertragung der Heilinformation getestet hatten, vorüber ist. Zur Löschung bieten sich unterschiedliche Methoden an:

Wasser

Die einfachste Methode ist, den Stein unter fließendes Wasser zu halten, so dass die aufgeprägte Information gelöscht wird.

In die Sonne legen

Sonnenstrahlen haben eine große energetische Schwingungskraft. Auch zum Aufladen mit neuer Energie und zur Reinigung sind sie bestens geeignet. Legen Sie Ihr Material am besten auf einem Leintuch in der Sonne aus, fragen Sie ab, wie lange dieser Vorgang benötigt, und testen Sie nach Ablauf dieser Zeit wieder, ob die aufgeprägte Information jetzt gelöscht ist.

Salz

Steine, Metalle und Schmuckstücke können auch in ein gutes Steinsalz oder Kristallsalz eingelegt werden. Fragen Sie aber besser vorher ab, ob das für Ihr Material in Ordnung ist, denn manche Steine oder Metalle vertragen das Einlegen in Salz nicht so gut. Fragen Sie auch, wie lange dieser energetische Reinigungsvorgang dauern soll. Eine schonendere Methode ist es, in eine Schüssel mit Salz eine kleinere Schüssel mit Wasser zu stellen, in die Sie Ihren Stein oder Ihren Schmuck eine Zeit lang zur energetischen Reinigung hineinlegen können.

Rituale

Wer mag oder darin kundig ist, kann auch ein persönliches Ritual benutzen, um nicht mehr benötigte Schwingungen von einem Trägermedium zu entfernen. Dazu reicht ein einfaches Dankesgebet oder eine kleine schamanistische Zeremonie (z. B. ein Räucherritual).

Aufprägen einer neuen Information

Der einfachste Weg, eine nicht mehr benötigte Information zu löschen, ist das Aufprägen einer neuen Information.

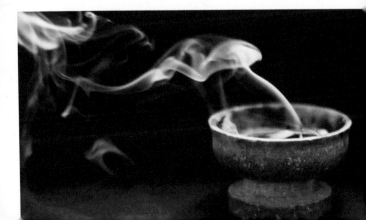

Die Energie-Balance am Körper

Wir haben gesehen, dass alles, was uns umgibt, in Schwingung ist und dass diese energiegeladene Bewegung nur deshalb möglich ist, weil zwischen zwei Polen aus Plus und Minus ein elektromagnetisches Feld entsteht.

Einblicke in die chinesische Medizin

In der chinesischen Philosophie beschreibt man diese Polarität mit dem Prinzip von Yin und Yang. Es liegt nahe, dass sich für Erich Körbler aus diesem polaren Denken heraus eine Kombination seiner Symbole mit der chinesischen Lehre anbot. So wie Krankheit in der Traditionellen Chinesischen Medizin (TCM) entscheidend vom »Fülle«- oder »Leere«-Zustand der energetischen Leitbahnen abhängt, sah auch Körbler Krankheit als »gestörte Balance der Energiesysteme«, deren Blockade durch mangelhafte Energie- bzw. Informationsversorgung definiert ist.

Erfahrungsbericht: Atopisches Ekzem

Frau L. plagte immer wieder ein Juckreiz am Unterschenkel. Sie berichtete, dass das Ekzem seit Jahren bestünde und sich immer wieder im Herbst verschlimmere, mit Schwellung und Rötung der Unterschenkel. Die Untersuchung im Beisein meines Mannes (Allgemeinarzt) ergab ein atopisches Ekzem bei venöser Stauung und Schwellung. Die Energie-Balance zeigte starke Blockaden an verschiedenen Meridianpunkten und auffällige Leberpunkte.

Außerdem waren der Toxin- und der Allergiepunkt sehr auffällig. Auf der Selbstwiederholungslinie der Wirbelsäule zeigten sich Lendenwirbel 1, 2 und 3. In diesem Zusammenhang klagte die Patientin über Ischiasschmerzen. Bei der Testung der Hauptallergene ergaben sich eine Reihe Auffälligkeiten. Etwa ein halbes Jahr lang leitete ich die auffälligsten Allergien aus, und bereits innerhalb weniger Wochen verschwanden nicht nur der Juckreiz, sondern auch alle anderen schwächeren Allergien dazu. Dass sich der Heilerfolg so schnell einstellte, verdankt Frau L. bestimmt auch ihrem diszipliniertem Verhalten. (Beispiel nach Ursula Höll, Waldkirch)

Zur Wiederherstellung des Energieflusses sind die in der Akupunktur benutzten Nadeln im westlichen Kulturkreis inzwischen als Therapieform hinreichend bekannt. Der Vorteil der »Strichcode-Methode« ist jedoch, dass auch Menschen, die nicht so gerne gepikst werden, die Chance haben, einen harmonischen Fluss in den Meridianen wiederherzustellen. Die Erfahrung zeigt, dass an blockierten Körperzonen aufgemalte Symbole und Strichcodes eine ebenso erstaunliche Heilkraft besitzen wie Akupunkturnadeln.

Vor allem die fünf Wandlungsphasen der chinesischen Medizin zeigen uns sehr schön, wie alles mit allem zusammenhängt und wie wichtig es ist, jedem Element seinen Raum zu lassen, damit nicht eines übermächtig werden kann.

Das Prinzip der Polarität: Yin und Yang

Die Monade: Symbol für Yin und Yang. Der Punkt bedeutet, dass der jeweils gegensätzliche Pol immer bereits enthalten ist. Yin und Yang sind zwei Polaritäten, ein Paar, das nur scheinbar Gegensätze ausdrückt. Denn ohne die Nacht gäbe es keinen Tag, und die Nacht beinhaltet schon den kommenden Tag. Yang ist das männliche Prinzip, Yin das weibliche. Keines kann ohne das andere sein, keines kann seine individuellen Eigenschaften ohne das andere entfalten.

Die fünf Wandlungsphasen

Neben dem Yin- und Yang-Prinzip, der Dualität und Polarität allen Seins, bildet die Theorie der fünf Wandlungsphasen – auch bekannt als Fünf-Elemente-Lehre – die grundlegende Weltanschauung des chinesischen Heilsystems. Alle Phänomene des Menschen und seiner Umgebung sind in fünf grundsätzliche Entwicklungsstadien eingeordnet: Holz, Feuer, Erde, Metall und Wasser. Die fünf Wandlungsphasen unterliegen einer ständigen Dynamik: Sie bringen sich gegenseitig hervor, kontrollieren sich gegenseitig und sind wechselseitig voneinander abhängig. Wird ein Element zu sehr betont, wird automatisch ein anderes geschwächt. Ein gesunder Organismus zeichnet sich dadurch aus, dass sich in ihm die fünf Elemente gegenseitig ernähren und kontrollieren und sich der Organismus (womit die Einheit von Seele, Körper und Geist gemeint ist) in einem harmonischen Gleichgewicht befindet. Es existieren u.a. folgende Zyklen:

Der Sheng-Zyklus: Kreislauf der Ernährung

Keines der fünf Elemente kann ohne das andere existieren, ein Element »ernährt« das jeweils folgende. In der chinesischen Philosophie ist das die Vorstellung der Ernährung des Kindes durch die Mutter:
Holz nährt das Feuer, denn Feuer braucht Holz, um zu brennen. Feuer ernährt die Erde, denn Erde entsteht aus Asche. Erde ernährt Metall, denn Metall entstammt der Erde. Metall ernährt das Wasser, denn auf Metall kondensiert Wasser. Wasser nährt das Holz, weil Holz ohne Wasser nicht wachsen kann.
Nach einer »Umrundung« ist der Kreislauf des Lebens nicht abgeschlossen. So wie nach dem Sterben das Leben beginnt, beginnt nach dem letzten Element der Kreislauf mit dem ersten Element wieder neu, wobei das erste bzw. letzte Element jedes Element sein kann.

Der Ko-Zyklus: Kontrolle

Die Elemente Holz, Feuer, Erde, Metall und Wasser ernähren sich nicht nur, sie können sich auch gegenseitig kontrollieren. Ziel ist es, zu verhindern, dass ein Element zu mächtig wird und dadurch ein anderes geschwächt werden könnte. Insgesamt soll das Gleichgewicht der Elemente erhalten bleiben bzw. zurückgewonnen werden.

Dieser Kreislauf lässt sich auch auf die Gefühlsebene übertragen:
Die Wut (Holzelement) kontrolliert das Nachdenken (Erde). Das Nachdenken kontrolliert die Angst (Wasser). Die Angst kontrolliert die Freude (Feuer). Die Freude kontrolliert die Trauer (Wasser). Die Trauer kontrolliert die Wut (Holz).

Der Überwältigungszyklus

Wird innerhalb des Kontrollkreislaufs ein Element übermächtig, so kann es dazu kommen, dass es gegen ein anderes rebelliert. Die Kontrolle des Elementes kehrt sich also um und richtet sich gegen den »Kontrolleur«. Diesen Vorgang nennt man Überwältigungszyklus. Das Element, das eigentlich kontrolliert werden soll, bekommt die Übermacht. So läuft das gesamte System Gefahr, aus dem Gleichgewicht zu kommen.

Die Fünf-Elemente-Lehre beschreibt noch weitere Zyklen, deren Vertiefung allerdings in diesem Rahmen zu weit führen würde.
Die Essenz dieses Systems ist es, dass wir verstehen, dass alles mit allem zusammenhängt, alles im Leben voneinander abhängt und ein Übermaß oder ein Zuwenig eines Aspekts unweigerlich ein Ungleichgewicht zur Folge hat, das sich auf das gesamte Zusammenspiel der Lebenskräfte negativ auswirken muss. Das kann auf geistiger, seelischer oder körperlicher Ebene geschehen.

Organ-Meridian-Zuordnung

Zu jedem Element gehört je ein Meridianpaar (Ausnahme: Feuerelement – 2 Paare), das wiederum aus einem Yin- und einem Yang-Organ besteht. Dabei werden die »Organe« nicht wie in der westlichen Welt als anatomisch begrenzte Zellverbände verstanden, sondern als energetische Einheiten mit bestimmten Funktionen und Wirkungen, die sich gegenseitig beeinflussen. Aus diesem Grund gibt es in der chinesischen Heilkunde auch keine Anatomie im Sinne der westlichen Schulmedizin. Neben den insgesamt 12 Meridianen/Organen werden der jeweiligen Wandlungsphase unter anderem auch Lebensalter, Jahreszeiten, Farben, Sinnesorgane, Körpergewebe, Geschmack und Emotionen zugeordnet.

Energieleitbahnen: die Meridiane

Der Leber-Meridian (Yin – Holz)

Der Leber-Meridian wird auch als der »General« bezeichnet. Er hat die Fähigkeit zum Pläneschmieden, trägt zur Gewinnung von Energie für körperliche Leistungen bei (zugeordnete Gewebe: Knochen, Muskeln, Sehnen) und stärkt die Abwehrfunktion.

Gallenblasen-Meridian (Yang – Holz)

Nach der Planung der Leber setzt der Gallenblasen-Meridian Entscheidungen sinnvoll in die Tat um. Die Gallenblase steht für den Mut und die Tapferkeit, Entscheidungen umsetzen zu können und nicht nur auf dem Papier stehen zu lassen – sowie für einen gesunden Gerechtigkeitssinn.

Herz-Meridian (Yin – Feuer)

Das Herz ist die Mitte des Menschen, sein geistiges und spirituelles Zentrum. Das Herz ist der »Feuerprinz«, der oberste Herr über die Organe. Der Herzmeridian steuert neben dem Herzen selbst die Blutzirkulation im Körper, das Gehirn, die fünf Sinne, das Fühlen und das Denken.

Dünndarm-Meridian (Yang – Feuer)

Der Dünndarm-Meridian steuert über die Verdauung die Verteilung der Nährstoffe aus der Nahrung in den gesamten Organismus. Neben dieser grobstofflichen Aufgabe hat der Dünndarm auch die Funktion, Gedanken und Impulse aus der Umwelt zu »verdauen« und Wissen sowie fremde Überzeugungen nicht einfach »unverdaut« zu übernehmen.

Kreislauf-Sexus-Meridian (Yin – Feuer)

Der Kreislauf-Sexus-Meridian heißt auch Perikard (Herz-hülle). Er ist der Beschützer des Herzens. Fast alles, was über das Herz gesagt wurde, gilt auch für ihn. Der »KS« steuert das Kreislaufsystem und somit neben dem Blut-gefäßsystem auch die Herzkranzgefäße und den Herz-beutel. Darüber hinaus beeinflusst er auch die Verdauung und liefert die Energie für die Geschlechtsorgane.

3-fach-Erwärmer-Meridian (Yang – Feuer)

In der traditionellen chinesischen Medizin herrscht die Vorstellung von drei »Brennkammern« im Körper, die vom 3-fach-Erwärmer-Meridian regiert werden. Die obere Brennkammer sitzt im Brustkorb und beeinflusst die Atmung. Die mittlere Brennkammer befindet sich ungefähr im Bereich des Magens und beeinflusst die Verdauung. Die untere Brennkammer liegt im Unterbauch und Becken und beeinflusst die Ausscheidungsfunktionen. Der 3-fach-Erwärmer koordiniert und reguliert diese drei Funktionen und schützt auch gegen Einflüsse von außen, er ist der »Außenminister«.

Milz-/Pankreas-Meridian (Yin – Erde)

Der Milz-/Pankreas-Meridian unterstützt die Verdauung, indem er nach der chinesischen Vorstellung die Energie der Nahrung in die Lunge transportiert, um sich dort mit der Energie des Atems zu verbinden. Er spielt über das Lymphsystem eine wichtige Rolle für das Immun- und Abwehrsystem. Auch die Blutbildung steht eng mit dem Milz-Meridian in Verbindung.

Magen-Meridian (Yang – Erde)

Die Hauptfunktion des Magen-Meridians besteht in der Aufnahme der Nahrung und deren Vorbereitung zur Weitergabe an den Dünndarm. Im übertragenen Sinne nimmt der Magen auch unsere Erlebnisse, Gelerntes, allgemein die »Welt« unserer Erfahrungen auf.

Lungen-Meridian (Yin – Metall)

Der Lungen-Meridian hat die Aufgabe, die dem Leben zugrunde liegende Basisenergie – genannt »Chi«, »Ki« oder »Prana« – aus der Atmosphäre aufzunehmen. Er beherrscht ihre Verwertung und die Ausatmung und baut Widerstandskräfte gegen Störungen von außen auf. Dadurch beeinflusst er die körpereigenen Abwehrkräfte. Zentrales Thema des Lungen-Meridians ist die Annahme des natürlichen Rhythmus des Lebens: Verbrauchtes abgeben und neue Energie aufnehmen.

Dickdarm-Meridian (Yang – Metall)

Der Dickdarm nimmt die Nahrungsreste des Dünndarms auf und scheidet die Abfallstoffe aus, er trennt Unreines von Reinem und lässt das, was wir nicht verwerten können, passieren. Er kann durch falsche Ernährung, Schwäche oder Ärger aus dem Gleichgewicht geraten. Die Funktion des Dickdarms ist eng mit dem Thema des »Loslassens« verbunden.

Nieren-Meridian (Yin – Wasser)

Traditionell werden die Nieren als grundlegende Energielieferanten für alle anderen Organe des Körpers gesehen. In der chinesischen Vorstellung »speichern« sie auch die ererbte Energie unserer Vorfahren. Daher sind die Nieren sehr stark verantwortlich für unsere Lebendigkeit und den Grad unserer Vitalität. So wie das Wasser für alle Lebensprozesse inner- und außerhalb der Zellen lebensnotwendig ist, so wichtig ist eine vitale Nierenenergie, um die Stürme des Lebens unbeschadet zu überstehen. Der Nieren-Meridian beeinflusst auch die Sexualenergie.

Blasen-Meridian (Yang – Wasser)

Der Blasen-Meridian steuert die Speicherung und Ausscheidung des von den Nieren kommenden Urins, er ist quasi der »Verwalter« der von den Nieren kommenden grundlegenden Lebensenergie. Dieser Meridian ist also maßgeblich zuständig für das Gleichgewicht unserer Körperflüssigkeiten.

Praktischer Einsatz von Symbolen an den Meridianen

Ein energetischer Ausgleich der Meridiane bzw. die Wiederherstellung des Fließgleichgewichtes im Organismus kann durch das Auftragen von Strichcodes an Akupunkturpunkten auf einfache Weise bewerkstelligt werden. Dabei werden nach einem festgelegten Schema verschiedene Stellen am Körper der Reihe nach mit der Einhandrute getestet, wobei jeder Punkt, der eine Blockade anzeigt, sofort mit einem Zeichen an Ort und Stelle ausgeglichen wird.

Wir nennen diesen Vorgang »Energie-Balance«. Sie können die Energie-Balance sowohl bei sich selbst durchführen als auch natürlich bei jeder anderen Person. Dieses System gibt einerseits Auskunft über das Energiegleichgewicht oder -ungleichgewicht der Testperson, ist andererseits aber auch ein sofortiges Hilfsinstrument, um energetische Blockierungen zu beseitigen oder zumindest zu bessern.

Im gleichen Testvorgang können Sie zudem äußere Einflüsse, wie Elektrosmog- oder Erdstrahlenbelastung, feststellen. Außerdem können an speziellen Akupunkturpunkten auf unser Energiesystem negativ wirkende Einflüsse wie Allergien, Blutpilz- (Mykosen), Amalgam- oder Toxinbelastungen diagnostiziert werden.

Vortests
Um nachher auch wirklich beurteilen zu können, ob unsere Energie-Balance Erfolg hatte, wollen und müssen wir zunächst einige Vortests machen. In der folgenden Beschreibung des Vorgehens gehen wir von dem Fall aus, dass Sie die Energie-Balance bei einer anderen Testperson durchführen.

1. Testfähigkeit prüfen
Sie testen sowohl bei sich als auch bei der Testperson Folgendes: linke und rechte Hemisphäre, psychische Momentansituation am Hinterkopf, geopathische und Elektrosmogbelastung am Akupunkturpunkt Lenkergefäß 20 (LG 20) am höchsten Scheitelpunkt des Kopfes. Sie machen bei sich und bei der Testperson bei Bedarf die Ausgleichsstriche und testen dann noch einmal, ob jetzt alles in Ordnung ist.

2. Wirbelsäule-Organ-Testung am Kopf

Dass sich innere Organe an anderen Körperzonen wiederholen/spiegeln, kennen Sie vielleicht von den Reflexzonen am Fuß oder von den Head'schen Zonen am Rücken. Erich Körbler machte die Öffentlichkeit mit einer weiteren Wiederholung und Testmöglichkeit für eventuelle Organbelastungen bekannt: der Wiederholung der Wirbelsäule am Kopf. Vom höchsten Scheitelpunkt (LG 20) ausgehend, am Scheitel entlang bis zum Haaransatz können wir die energetische Situation der Wirbelsäule und der damit verbundenen Organe testen.

Fahren Sie dazu mit dem linken Zeigefinger vom LG 20 ausgehend langsam in Richtung Stirn und beobachten Sie den Rutenausschlag. Sollte sich auf dieser Strecke ein negativer Ausschlag zeigen, merken oder notieren Sie ihn sich vorerst. Denn nach der Durchführung der Energie-Balance kann es sein, dass sich hier keine Störung mehr zeigt.

3. Energetische Testung der Wirbelsäule am Rücken

Der dritte Vortest betrifft die Wirbelsäule selbst. Fahren Sie mit dem linken Zeigefinger vom ersten Halswirbel ausgehend die Wirbelsäule langsam entlang nach unten bis zum Kreuzbein. Merken Sie sich auch hier unbedingt die Stellen, wo eventuell ein negativer Rutenausschlag kommt. Denn auch der energetische Zustand der Wirbelsäule kann sich nach der Energie-Balance schon verbessert haben.

Meridianausgleich durch Energie-Balance

Die meisten Akupunkturpunkte befinden sich an den Händen und an den Füßen. Pro Meridian genügt ein Testpunkt, er steht stellvertretend für die energetische Situation des gesamten Meridianverlaufs. Je nach Rutenausschlag kann an diesen Punkten direkt am Körper festgestellt werden, ob energetische Blockierungen vorhanden sind, die das Energiesystem schwächen.

Um den Ausgleich wiederherzustellen, wird der jeweils passende Strichcode sofort an der getesteten Körperstelle angebracht. Dadurch werden energetische Defizite an Ort und Stelle ausgeglichen, Blockaden gelöst und der Energielevel des »bearbeiteten« Meridians, und oft auch nachfolgender Meridiane, sofort beeinflusst.

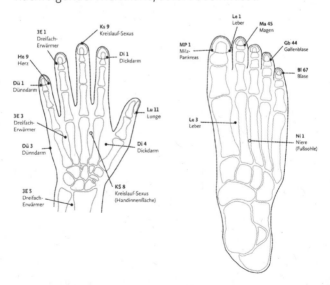

Klassische Akupunkturpunkte	Testen – wo?	Zeichnen – wo?
1. Dickdarm 1	Zeigefinger Nagelbett innen	**Di 1** oder **Di 11** Ellbogenfalte außen
2. Herz 9	Kleiner Finger Nagelbett innen	**He 9** oder **He 3** Ellbogenfalte innen
3. Dünndarm 3	Handfalte außen	**Dü 3** Handfalte außen
4. Kreislauf-Sexus 8	Mitte Handinnenfläche	**KS 3** Ellbogenfalte Mitte
5. Entzündungspunkte	Handgelenk innen	Ab Grad 5 **immer 4 Striche** quer übers Handgel.
6. Dreifach-Erwärmer 5	Handgelenk außen Mitte, wo die Uhr ist	**3E 5** (gleiche Stelle wie Teststelle)
7. Lunge 1	Winkel Schlüsselbein/Schultergelenk	**Lu 1** (gleiche Stelle wie Teststelle)
8. Leber 3	Fußrücken neben dem Großzehengrundgelenk	**Le 3** (gleiche Stelle wie Teststelle)
9. Niere 3	Vertiefung hinter dem Fußgelenk – Innenseite	**Ni 3** (gleiche Stelle wie Teststelle)
10. Milz-Pankreas 6	4 Querfinger über dem Fußgelenk – Innenseite	**MP 6** (gleiche Stelle wie Teststelle)
11. Magen 36	Handfläche von oben aufs Knie legen – den Ringfinger ca. 2 cm nach außen neben das Schienbein führen	**Ma 36** (gleiche Stelle wie Teststelle)
12. Gallenblase 44	4. Zeh, Zehennagel außen in Richtung kleiner Zeh	**GB 44** (gleiche Stelle wie Teststelle)
13. Blase 67	Kleiner Zeh außen	**BL 67** (gleiche Stelle wie Teststelle)
14. Hormon-/Schilddrüsenpunkt	Halsmitte knapp unterhalb des Grübchens	(gleiche Stelle wie Teststelle)
15. Kreislaufpunkt Ni 27	Winkel Brustbein/Schlüsselbein, nur links	**Ni 27** links (gleiche Stelle wie Teststelle)
16. Blutpilze (Mykosen)	Von der Mitte des linken Schlüsselbeins gerade Richtung Brust gehen. Die Stelle liegt im dritten Zwischenrippenraum links.	siehe Ausführungen zum Blutpilze-Mykosenpunkt auf S. 55/56
17. Schwermetalle/Toxine Di 19	unter dem rechten Nasenloch	**Di 19** rechts (gleiche Stelle wie Teststelle)
18. Allergien Dü 19	direkt vor dem rechten Ohr	**Dü 19** rechts (gleiche Stelle wie Teststelle)

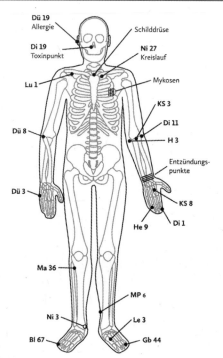

Dü 19
Allergie

Di 19
Toxinpunkt

Lu 1

Dü 8

Dü 3

Schilddrüse

Ni 27
Kreislauf

Mykosen

KS 3

Di 11

H 3

Entzündungs-
punkte

KS 8

He 9

Di 1

Ma 36

MP 6

Ni 3

Le 3

Bl 67

Gb 44

Wie gehen Sie vor?

Legen Sie den linken Zeigefinger der Reihe nach auf die
Punkte 1 bis 18 und beobachten Sie den Ausschlag der
Rute. Ab Grad 5 oder höher malen Sie den ausgleichen-
den Strichcode entsprechend dem ausgetesteten Grad
auf den in der Tabelle beschriebenen Punkt. Testen Sie
nach jedem bemalten Punkt immer sofort nach, ob der
Meridian jetzt ein »Ausgeglichen« (Grad 1) anzeigt.
Erst dann gehen Sie zum nächsten Testpunkt über und
verfahren genauso, bis Sie alle Punkte durchgetestet und

energetisch ausgeglichen haben. Sie bearbeiten grundsätzlich beide Seiten, also Dickdarm 1 am linken und
rechten Zeigefinger, Herz 9 am linken und rechten kleinen
Finger. Für die zusätzlichen Testpunkte ab Nummer 14
gelten Sonderregelungen (siehe Tabelle, Seite 53).
Wenn Sie die Energie-Balance beendet haben, müssen
Sie feststellen, wie lange die Zeichen aufgemalt verblei-
ben sollen. Stellen Sie sich dazu neben die rechte Schulter
des Patienten (Linkshänder machen alles andersherum),
halten Sie nun die linke Hand über die rechte Gehirnhälfte
des Patienten und fragen Sie ab, wie lange die Zeichen
am Körper bleiben sollen (Stunden, Tage). Nach dieser
Zeit sollten die Zeichen wieder abgewaschen werden,
denn das Energiesystem kann auch negativ reagieren,
wenn die energetische Frequenz der Ausgleichszeichen
nicht mehr stimmt.

Besonderheiten der zusätzlichen Testpunkte

- Hormon-/Schilddrüsenpunkt: Der Schilddrüsenpunkt
  betrifft das gesamte sensible Hormonsystem. In der
  Praxis hat sich gezeigt, dass hier ein Zeichen meist
  kürzer aufgemalt bleiben sollte, weil eine zu lange Ver-
  weildauer Unwohlsein oder andere negative Reaktionen
  beim Patienten hervorrufen kann.
- Kreislaufpunkt Niere 27: Nur links testen und ausgleichen (Winkel Brustbein/Schlüsselbein).
- Blutpilze-Mykosenpunkt: Nur links testen: Von der
  Mitte des linken Schlüsselbeins in einer geraden Linie

Richtung Brust gehen. Die Stelle liegt im dritten Zwischenrippenraum. Hier malen Sie nicht das Zeichen auf, das Sie im Energiekreis getestet haben, sondern gehen folgendermaßen vor: Ab Grad 5: Sie halten eine Karte mit 4 senkrechten Strichen an den Testpunkt. Kommt jetzt ein »Ausgeglichen«, handelt es sich um ungefährliche Pilze. Sie müssen nichts weiter tun. Zeigt die Rute jedoch immer noch Grad 3, 4, 5 oder höher an, malen Sie 4 senkrechte Striche über den Punkt, um energetisch auszugleichen. Testen Sie anschließend immer noch Grad 5 oder höher, müssen Sie zusätzlich die schädlichen Blutpilze herausfinden und ausleiten.

- Schwermetalle-/Toxinpunkt Dickdarm 19: Nur rechts testen und ausgleichen (unter dem Nasenloch). Mit dem Bemalen dieses Punktes ist die Schwermetallbelastung noch nicht gelöscht, nur momentan wird ein energetisch ausgleichender Impuls gesetzt. Die giftigen Stoffe müssen in einem gesonderten Vorgang ausgeleitet werden.

- Allergiepunkt Dünndarm 19: Nur rechts testen und ausgleichen (vor dem Ohr). Es gilt das Gleiche wie für den Schwermetalltestpunkt. Wir merken uns, dass eine Allergie besteht, die aber später noch auf ihre auslösenden Stoffe hin getestet werden muss.

Nachtests

Testen Sie jetzt nach, ob sich an den Stellen, die Sie beim Vortest geprüft haben, etwas gebessert/verändert hat.

Wirbelsäule-Organ-Testung am Kopf

Sie gehen vor, wie beim Vortest beschrieben. Sollte sich hier keine Besserung zeigen, kann eine Blockierung durch Narbenstörfelder oder durch kranke Zähne bestehen. Testen und entstören Sie die Narben, wie weiter unten beschrieben, und überprüfen Sie die Zähne mit der Rute.

Energetische Testung der Wirbelsäule am Rücken

Auch die Wirbelsäule testen Sie, wie beim Vortest beschrieben. Falls die Rute noch an irgendeiner Stelle eine Belastung anzeigt, können Sie fragen, ob Sie an Ort und Stelle (Mitte der Wirbelsäule, links oder rechts) ein Zeichen anbringen sollen. Wenn ja, testen Sie, welches Zeichen aus dem Energiekreis passt. Vergessen Sie nicht abzufragen, wie lange dieses Symbol dort bleiben soll.

Sonderfall: Y am Körper

Wir haben bereits gehört, dass das Y ein sehr wertvolles Symbol ist, das viele Dinge energetisch aufwerten kann. Sie können es auch am Körper einsetzen, etwa bei Prozessen, bei denen der Abtransport von Gewebewasser gefördert werden soll, wie Lymphstauungen oder Ödemen. Gehen Sie hier aber bitte nur sehr gezielt und mit größter Vorsicht vor. Bei der Verwendung des Y am Körper muss immer vorher ausgetestet werden, in welcher Richtung es aufgemalt werden soll. Rechts und links von der Wirbelsäule aufgemalt, wird das Ypsilon von Therapeuten auch bei Bandscheibenproblemen angewendet.

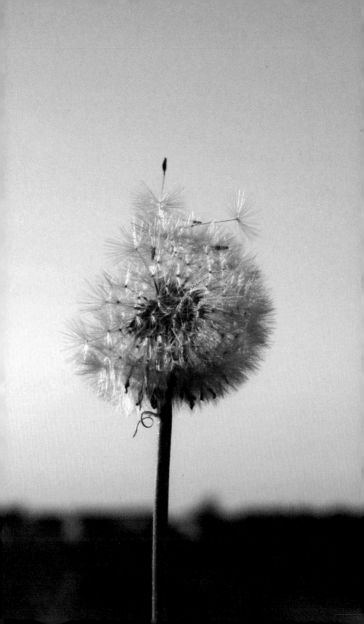

Praxis-anwendungen

In diesem Kapitel erfahren Sie, wie Sie bei den unterschiedlichsten Themen die Symbole und Zeichen der »Neuen Homöopathie« richtig für sich nützen und so die entstandenen Blockaden auflösen können.

Elektrosmog

Dass Elektrosmog existiert, auch wenn man ihn nicht sehen oder riechen kann, steht nach heutigem Forschungsstand leider außer Frage. Umstritten ist jedoch immer noch, ob und wie schädlich er für den menschlichen Organismus ist. Magnetische oder elektromagnetische Strahlung unter 1 Milligauß (mG) wird heute allgemein als unschädlich angenommen. Bedenkt man jedoch, dass die elektromagnetische Ladung vor einem Computer 10–20 mG beträgt und dieses Gerät meist nicht das einzige ist, das uns (und vor allem unsere Kinder!) im Alltag umgibt, so stimmt das schon mehr als bedenklich.

Zudem besteht der menschliche Organismus zum Großteil aus Wasser – einem idealen Leiter. Alle unsere Körperabläufe werden von Rhythmen beziehungsweise natürlichen elektrischen Impulsen niedriger Frequenzen geregelt. Ein Eingriff in diese natürlichen, lebenssteuernden Abläufe durch die Technisierung unserer Umwelt bedeutet nicht nur Stress, sondern kann unserem Organismus schaden.

Unabhängig von allen Grenzwerten hat es zu allen Zeiten besonders »fühlige« Menschen gegeben, die spüren, dass ein Arbeitstag unter einer Neonleuchte Körper und Geist auslaugt oder dass ihnen eine schlechte Bettstelle eine schlaflose Nacht bescheren kann.

Erfahrungsbericht: Nachtruhe

Nach einem Umzug schlief Herr H. nur noch unruhig. Daraufhin testete ich seine Bettstelle mit der Einhandrute und stellte tatsächlich im Kopfbereich eine Störzone fest. Wir verschoben daraufhin das Bett, und gleich in der folgenden Nacht konnte der Mann wieder seine Nachtruhe genießen. (Beispiel nach Roswitha Stark, Augsburg)

Das menschliche Nervensystem reagiert auf elektromagnetische Einflüsse, ohne dass dazu besondere Rezeptoren notwendig wären. Da jeder Mensch ganz individuelle Anlagen und Befindlichkeiten hat, kann auch die Strahlungsempfindlichkeit sehr unterschiedlich sein.

INFO

WAS IST WAS?

Elektrosmog Sammelbegriff für natürlich nicht vorkommende elektrische Störfelder.

Niederfrequente elektrische Wechselfelder Diese entstehen durch die Wechselspannung in elektrischen Leitungen, Schaltern, Steckdosen und angeschlossenen Geräten, auch wenn kein Strom fließt.

Elektrostatik Künstliche Furniere in Holzoptik, PVC- und Laminatböden, synthetische Teppiche und Tapeten sorgen für eine »geladene« Wohnraumatmosphäre.

Elektrosensibilität Unter Elektrosensibilität versteht man die Fähigkeit des Organismus, elektrische, magnetische oder elektromagnetische Felder wahrzunehmen.

Elektrosmog mit der Einhandrute messen

Gesundheitsschädliche Einwirkungen von Elektrosmog-
strahlung im Nanometerbereich können mit der Einhandrute gemessen und mit Hilfe von geometrischen Formen
positiv verändert werden.

Wenn die Rute Grad 1 anzeigt, also ausgeglichen
schwingt, ist die Qualität der Strahlung mit unserem
Organismus verträglich. Testen Sie einfach im energetischen Kreis, welche Ausschläge sich ergeben, wenn Sie
Ihren linken Zeigefinger zum Beispiel auf den Radiowe-
cker, Steckdosen, Haushaltsgeräte oder die elektrische
Leitung in der Wand halten. Zeigt die Rute Grad 5 oder
höher an, so ist die Frequenz dieser elektromagnetischen
Quelle mit der Frequenz Ihres Organismus nicht verträglich und kann früher oder später physische, aber auch
seelisch-geistige Beschwerden hervorrufen. Außerhalb
der Wohnräume gelegene Satellitenanlagen oder Sende-
masten können Sie testen, indem Sie Ihre Handinnenflä-
che in Richtung der Anlage halten und Ihre Gedanken auf
das Testobjekt richten.

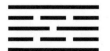 ## Das Elektrosmog-Entstörsymbol

Das Elektrosmogsymbol haben wir
bereits bei den Vortestungen kennengelernt. Erinnern Sie
sich? Wenn sich am höchsten Scheitelpunkt LG 20 beim
Testen mit der Einhandrute eine Kreisbewegung (egal ob

nach links oder rechts) zeigt, haben Sie eine Elektrosmogbelastung. Durch Anschauen des Elektrosmogzeichens
(ca. 2 Minuten) erreichen Sie eine momentane »Entla-
dung« des Organismus von unverträglicher Strahlung.
Das Elektrosmogsymbol lässt sich aber darüber hinaus
auf vielfältige Weise für die Entstörung von Klein- und
Großgeräten benutzen, auch solche, die nicht an das
elektrische Leitungssystem angeschlossen sind.

Das Elektrosmogsymbol gibt es als praktische Abzieh-
folie im Handel (siehe Adressen, Seite 95). Wenn Sie ein
elektrisches Gerät als unverträglich für Ihren Organismus
getestet haben, kleben Sie eine Folie auf das Gerät auf.
Fragen Sie vorher, wo Sie das Symbol aufkleben sollen und
ob Sie eventuell noch ein zweites oder drittes an einer
anderen Stelle des Gerätes benötigen. Testen Sie dann
nach, ob das Symbol die unverträgliche Frequenz ausgleichen oder zumindest um einige Grade verbessern kann.
Grundsätzlich kann das Elektrosmogsymbol die Strahlung
natürlich nicht wegzaubern, sie ist nach wie vor vorhanden, denn wir haben ja die Quelle nicht beseitigt. Aber sie
wird in der Wirkung für unseren Organismus verträglicher
gemacht.
Das Elektrosmogsymbol kann auch auf ein DIN-A4-Blatt
vergrößert und kopiert werden und zum Beispiel unter
den Computer oder Fernseher gelegt werden. So entfaltet
es die gleiche Wirkung, als wenn es direkt auf das Gerät
aufgebracht werden würde.

TIPP

So vermeiden Sie Elektrosmog!

Bereits bei der Planung beziehungsweise vor dem Bezug einer neuen Wohnung oder eines Hauses können Sie vorbeugend handeln, um unerwünschte nieder- und hochfrequente Strahlungen in Ihren Räumen abzumildern:

▶ *Meiden Sie die Nähe zu Hochspannungsleitungen, überirdischen Stromleitungen, Trafos, Sendeanlagen usw.*

▶ *Elektromagnetische Strahlung dringt problemlos durch Wände. Beachten Sie deshalb bewusst, was hinter Bett oder Schreibtisch angrenzt. Beachten Sie auch, welcher Raum unter Ihren Zimmern liegt. Sehr ungünstig ist zum Beispiel der Heizungsraum.*

▶ *Stellen Sie Ihr Bett so, dass mindestens ein Meter Abstand zu den Heizkörpern gewährleistet ist.*

▶ *Schalten Sie Fernsehgeräte und ähnliche Apparate nachts ganz aus, auch die Standby-Funktion.*

▶ *Direkt unter einer Halogenlampe mit Transformator zu schlafen ist ungefähr so, als würden Sie unter einer Hochspannungsleitung liegen.*

▶ *Wenn Sie Brillenträger sind, testen Sie am besten vor dem Kauf Material und Form des Gestells.*

▶ *Meiden Sie Fußbodenheizungen.*

▶ *Vermeiden Sie unterschiedliche Metalle im Mund.*

Narbenentstörung

Narben bilden sehr oft Störfelder. Das trifft nicht nur für besonders große Narben zu. Auch kleine unscheinbare Narben, an die aber zum Beispiel ein blockierendes Erlebnis geknüpft ist, können negativ testen.

INFO

INNERE NARBEN

Auch die inneren Narben, wie sie etwa durch Bauchoperationen, Mandeloperationen, Zahnextraktionen oder bei Frauen häufig durch den Dammschnitt verursacht werden, können entstört werden.

Das harte, unelastische Narbengewebe blockiert die Energieströme, die in den Meridianen fließen – und dadurch auch alle Organe und sonstigen Körperzonen. In seiner Auswirkung kann ein Narbenstörfeld kleine und große Befindlichkeitsstörungen, aber auch manifeste gesundheitliche Störungen bis hin zu chronischen Krankheiten verursachen. Neben mehr oder weniger bekannten Methoden wie dem Unterspritzen der Narben in der Neuraltherapie oder dem »Scratching« (kreuzförmiges Kratzen über dem Narbenverlauf mit einem spitzen Gegenstand, z. B. einem Zahnstocher) können wir mit dem Einsatz von Heilsymbolen auf schmerzlose Weise ebenfalls viel Wirkung erzielen.

Negativ oder ausgeglichen?

Testen Sie die Narbe wie gewohnt mit der Rute und warten Sie den Ausschlag ab. Sie können dazu einfach mit der Fingerspitze die Stelle berühren oder mit dem Zeigefinger über einer längeren Narbe entlangfahren. Innere Narben testen Sie mental.

Zur Entstörung der Narbe nutzen wir im Unterschied zum sonstigen Vorgehen nicht das Symbol, das die Rute anzeigt (also zum Beispiel bei Grad 7 nicht 2-Strich-Sinus), sondern nur die Symbole 1 Strich und Sinus. Wurde eine Narbe negativ getestet, halten Sie zunächst ein Kärtchen mit einem Strich gegen die Narbe (Narbe also durchstreichen!) und testen Sie damit erneut. Kommt jetzt bereits ein »Ausgeglichen«, malen Sie den Strich so auf die Narbe, dass die Schwingung komplett harmonisiert wird. Reicht der Strich nicht aus, um Grad 1 zu erreichen, halten Sie ein Sinus-Zeichen an die Narbe und beobachten wieder den Ausschlag. Malen Sie das Sinus-Zeichen in der Richtung auf die Narbe, dass Sie wiederum Grad 1 erreichen.

Bei längeren Narben kann es nötig sein, mehrere einzelne Striche oder Sinuszeichen an verschiedenen getesteten Stellen zu zeichnen.

Innere Narben oder den Dammschnitt können Sie auf die gewohnte Weise per Wasserübertragung harmonisieren. Nutzen Sie dazu jetzt wieder die Symbole, die die Rute anzeigt (also bei Grad 6 1-Strich-Sinus usw.).

Krankheiten umschreiben: Wasserübertragung in der Praxis

»Umschreiben« von Befindlichkeitsstörungen bedeutet, dass unverträgliche Schwingungen (Frequenzen), die von außen (z. B. Pollen, Umweltbelastungen) oder von innen (Emotionen, Gedanken) auf uns eintreffen, harmonisiert werden. Diejenigen Zellen, die vielleicht schon über lange Zeit hinweg ungesunde Informationen gespeichert hatten und nach dieser Matrix (Vorlage) bis jetzt alle neuen Zellen produzierten, werden auf diesem Weg wieder an ihre ursprünglich gesunde Information erinnert. Diese Erinnerung wird am besten geweckt, indem wir die gewünschte neue Information auf Wasser speichern bzw. die alte unverträgliche Information »löschen«.

Wie funktioniert's?

Wie können Sie nun ganz konkret eine heilende Information auf Wasser übertragen? Die Information, die auf das Wasser übertragen werden soll, halten Sie in der linken Hand (Linkshänder in der rechten). Angenommen, Sie haben eine Haselpollenallergie im Energiekreis mit Grad 6 festgestellt. Sie schreiben »Haselpollen« auf ein Blatt Papier und malen das Symbol »1-Strich-Sinus« mit einem dicken Stift darüber. Nehmen Sie nun ein mit Wasser gefülltes Glas (ohne Aufdruck, kein Plastik) in die andere Hand. Das Wasser sollte ohne Kohlensäure sein.

Betrachten Sie nun die Information auf Ihrem Zettel ca.
3 Minuten lang, die Sie auf das Wasser übertragen wollen.
Stellen Sie sich dabei vor, wie die Information durch Ihren
Körper in Richtung des Wasserglases fließt. Bleiben Sie
dabei ganz entspannt, Sie müssen sich nicht übermäßig
konzentrieren, lassen Sie einfach die Energie von links
nach rechts fließen. Die linke Hand nimmt die Energie
auf, die rechte Hand gibt sie ans Wasser ab (bei Linkshändern entsprechend umgekehrt).

Die Information wird über das Auge, über die Sinnes- und
Nervenzellen und über das Chakra (energetischer Kno-
tenpunkt) der Handfläche aufgenommen und ans Wasser
weitergegeben. Nach 3 Minuten können Sie sicher sein,
dass die Übertragung abgeschlossen ist und das Wasser
genügend Information aufgenommen hat. Trinken Sie
nun das Wasser in Ihrem eigenen Tempo. Jetzt wird die
Information an die Zellen des Körpers weitergeleitet. Mit
dieser »Links-Rechts-Methode« können Sie eins zu eins
alle Informationen übertragen, die Ihrem Organismus
einen positiven Impuls geben, neben stofflichen Substanzen z. B. auch Farben oder Töne.

Kombination »Wasserkraft« und Symbole

Erich Körbler hat zur Informationsübertragung auf Wasser und auf andere Trägermaterialien sehr viele Experi-
mente durchgeführt und die Ergebnisse dankenswerter-
weise wiederholt der Öffentlichkeit vorgestellt und gut
nachvollziehbar dargelegt.

Insbesondere die Kopplung von Strich-Sinus-Kombinationen mit der Kraft des Wassers macht es möglich, eine für den Organismus unverträgliche Information in eine verträgliche umzuwandeln (»umzuschreiben«). Die Zeichen, die wir hier einsetzen wollen, sind Sinus, Strich-Sinus und 2-Strich-Sinus.

Mit dieser Methode können negative Einflüsse bzw. unverträgliche Schwingungen »umprogrammiert« werden, z. B. Allergien, Nahrungsmittelunverträglichkeiten oder Elektrosmogbelastung. Auch schädliche Blutpilze und giftige Substanzen wie Quecksilber, Amalgam usw. können ausgeleitet werden. Und selbst festgefahrene Glaubenssätze und Verhaltensmuster können durch eine Umprogrammierung einen heilsamen Impuls erhalten.

Beispiel: Sie vermuten eine Unverträglichkeit auf Milch, weil Sie auf Milchprodukte mit Bauchweh reagieren. Stellen Sie sich den Energiekreis vor und fragen Sie: »Wie vertrage ich Milch?« Warten Sie den Ausschlag ab. Angenommen, Sie erhalten als Rutenausschlag Grad 7, also einen linksdrehenden Kreis. Schreiben Sie nun auf ein Blatt Papier das Wort »Milch« und malen Sie mit einem dicken Stift 2-Strich-Sinus darüber, das harmonisierende Symbol für Grad 7. Nehmen Sie jetzt ein Glas Wasser in die rechte Hand. Halten Sie das Blatt in der linken Hand und betrachten Sie es. Stellen Sie sich vor, wie die Information (»Milch« plus 2-Strich-Sinus) über Ihren Körper ins Wasser fließt und dort vom Wasser aufgenommen wird. Dieser Vorgang dauert ungefähr 3 Minuten. Dann ist die Informationsübertragung abgeschlossen. Trinken Sie nun das Wasser!

TIPP

Die Kraft der Wiederholung

Fragen Sie, wie oft pro Tag und wie viele Tage bzw. Wochen Sie diese »Wasserübertragung« insgesamt anwenden sollen, denn nur durch die richtige »Dosis« wird ein stabiler Zustand erreicht!

Beim Ausleiten von Allergien, Nahrungsmittelunverträglichkeiten, Schwermetallbelastungen oder auch psychischen Themen mit Hilfe der Wasserübertragung müssen die Grade der Belastung erst Schritt für Schritt »abgebaut« werden. Das bedeutet, einer Wasserübertragung mit 2-Strich-Sinus oder 1-Strich-Sinus müssen meist noch Ausleitungen zum gleichen Thema mit dem jeweils niedrigeren Symbol folgen.

Fragen Sie deshalb nach dem Ende der Ausleitungszeit mit dem ersten Umkehrsymbol (z. B. 2-Strich-Sinus) nach, ob noch ein anderes Zeichen notwendig ist (z. B. dann Strich-Sinus), um die Unverträglichkeit auszugleichen. Fragen Sie auch jetzt wieder nach der Dauer der Wasserübertragung. Die Erfahrung zeigt, dass meist nach der Übertragung des Themas mit einem Sinuszeichen der erwünschte Schwingungsausgleich hergestellt ist.

»Y« zur Stabilisierung nach der Umschreibung

Wichtig ist, dass Sie die Wasserübertragung so oft und regelmäßig wiederholen, wie Sie mit der Rute abgefragt haben, damit ein stabiler Zustand erreicht werden kann. Nach dem Ausleitungszeitraum wird die Rute irgendwann beim Test von »Milch« (um bei unserem Beispiel zu bleiben) »in Ordnung«, also Grad 1, anzeigen. Jetzt nutzen wir das Symbol »Y«, um diesen ausgeglichenen Zustand zu stabilisieren. Schreiben Sie sich also erneut einen letzten Zettel »Milch«. Malen Sie ein großes Y darüber und machen Sie eine letzte Wasserübertragung mit Hilfe des Links-Rechts-Effektes. Erst jetzt ist der Ausleitungsvorgang »Unverträglichkeit von Milch« beendet.

Die ausgetestete Zeit für die Einnahme des informierten Heilwassers kann sehr stark variieren, von »wenigen Tagen« bis »täglich mehrere Male« über Wochen. Den gesamten Ausleitungszeitraum schreibt man am besten wie ein Rezept auf einen Zettel.

INFO

KEINE ÜBERFORDERUNG!

Wir empfehlen, nicht mehr als zwei bis drei Informationen gleichzeitig zu übertragen. Denn das bioenergetische System braucht Zeit, um Blockaden nach und nach abzubauen, und allzu viel auf einmal ist ungesund, es würde den Organismus überfordern.

Amalgam und Gifte ausleiten

Die Methoden der Informationsmedizin eignen sich vorzüglich dazu, den Körper dabei zu unterstützen, Gifte auszuleiten und auszuscheiden. Testet der Toxin-Punkt Dickdarm 19 unter dem rechten Nasenloch bei der Energie-Balance negativ, wird er zunächst als »Erste-Hilfe-Maßnahme« direkt an Ort und Stelle mit dem getesteten Umkehrzeichen bemalt. Damit ist ein erster Energieausgleich gemacht, die Gifte sind aber natürlich noch nicht aus dem Organismus entfernt. Anschließend kann der Therapeut, z. B. anhand von Testlisten oder mittels spezieller Schwermetalltestsätze, die schädlichen Umweltgifte als Krankheitsverursacher ermitteln. Dies können belastende Stoffe aus Wohnräumen, Farben, Abgasen, Kleiderfarben, Impfungen, Narkosen, Medikamenten u. v. a. m. sein.

Neben Aluminium, Kadmium, Nitrit und Formaldehyd, um nur ein paar wenige Umwelttoxine zu nennen, stehen gesundheitliche Probleme sehr häufig in Zusammenhang mit dem Schwermetall Amalgam.
Unbestritten ist , dass gerade Menschen, die mehrere verschiedene Metalle als Zahnfüllungen haben (z. B. Goldlegierungen, Amalgam, Silber), erhöhte Quecksilberwerte aufweisen, da durch die im Mund stattfindende Elektrolyse Quecksilber gelöst werden kann und so in den Körper gelangt. Dort lagert sich Quecksilber vor allem

im Fettgewebe ab. Das erklärt seine neurotoxischen Wirkungen, denn auch das Nervengewebe ist von Fett umgeben – das Gehirn besteht zu 60 % aus Fettgewebe. Quecksilber kann sich aber auch in Organen anreichern und so zu Störungen führen.

Reinigen und Entgiften als »Mutter aller Therapien«

Stellen Sie mit dem Tensor, z. B. während Sie die Energie-Balance durchführen, eine Schwermetallbelastung und gleichzeitig eine Allergie fest, sollten Sie immer zuerst die Amalgamausleitung durchführen – oft wird schon dadurch allein die Allergie gebessert. Bei der Ausleitung von Giften hat Amalgam eine Sonderstellung, da es aus dem Körper nur in gebundener Form gelöst wird.

Die Schulmedizin verwendet dazu bei Quecksilberver-giftungen die »Chelatbildner« DMPS und DMSA, die mit Quecksilber wasserlösliche Komplexe bilden, die schließ-lich ausgeschieden werden.

Über diese Eigenschaften verfügt auch die natürliche Chlorella-Alge. Sie findet in der Neuen Homöopathie als begleitendes Mittel zur energetischen Ausleitung mit Symbolen Verwendung, da sie die Fähigkeit hat, Amal-gam bzw. Quecksilber zu binden, das dann ausgeschie-den werden kann. Leber und Nieren werden bei dieser Art der Ausleitung mit pflanzlichen Mitteln zusätzlich unter-stützt, etwa durch Goldrute, Bärlauch und bestimmte Bittermittel für die Leber.

Die Ausleitung von Schwermetall in der Praxis

Wir stellen Ihnen am Beispiel einer Quecksilberbelastung dar, wie eine Ausleitung in diesem konkreten Fall aussehen könnte:

1. Testen Sie mit dem Tensor, wie stark die Belastung ist. Dabei sprechen Sie das Wort »Quecksilber«.

2. Schreiben Sie das Wort »Quecksilber« auf einen Zettel und malen Sie das Umkehrzeichen (z. B. für Grad 7 = 2-Strich-Sinus) darüber.

3. Testen Sie anschließend, welche pflanzlichen Mittel Sie eventuell zusätzlich brauchen:
  ▷ Chlorella-Alge: Wie viel Stück täglich, wie lange?
  ▷ Drainagemittel für die Nieren (z. B. Solidago-Tropfen): Wie viele Tropfen, wie oft (ein- oder zweimal täglich), wie lange?
  ▷ Drainagemittel für die Leber (z. B. Herbanest): Wie viele Tropfen/Teelöffel, wie oft, wie lange?

Häufig kommt es in der Praxis vor, dass nach der Quecksilberausleitung ein »Zwiebelschaleneffekt« auftritt: Nach der Ausleitung eines Schwermetalls bzw. Giftstoffes zeigen sich eventuell weitere bestehende Toxinbelastungen, die dann Schritt für Schritt mit Hilfe von Heilsymbolen und Drainagemitteln individuell auszuleiten sind, um eine Besserung der Situation zu erreichen.

Erfahrungsbericht: Sinusitis

Klara, 61 Jahre alt, kam sehr erschöpft mit einer akuten Nasennebenhöhlenentzündung in die Praxis und fragte sich, wo sie diese wohl wieder »aufgeschnappt« hätte. Klara litt schon lange an verschiedenen Allergien und Unverträglichkeiten. Heilungsprozesse dauerten in der Vergangenheit meist lange und erforderten viel Geduld. Zu Beginn der Behandlung machten wir die »Energie-Balance«. Besonders auffällig testeten die Punkte des Dickdarms und der Leber, sie wurden in der ausgetesteten Farbe Grün mit dem entsprechenden Strichcode bemalt. Ein Gespräch über mögliche Ursachen der Symptomatik legte die Vermutung nahe, dass die Farbausdünstungen vom neuen Deckenanstrich der Werkstatt beteiligt waren. Dies bestätigte sich im Testverfahren: »Deckenanstrich Werkstatt« testete mit einer Störung. Ich testete Dosis und Dauer der Wasserübertragung aus. Die Symptome verbesserten sich in den ersten sechs Tagen sehr stark und waren mit Abschluss der Wasserübertragung ganz verschwunden. Klara glaubte anfänglich nicht so ganz an ihre Fähigkeit, die gewünschte Information auf Wasser übertragen zu können, und dass dies dann auch bei ihr so schnell wirken könnte. Deshalb hatte sie nicht sofort mit der nötigen Therapie begonnen. Durch einen Traum, der ihr die Wichtigkeit und Kraft des Elements Wasser verdeutlichte, begann sie dann doch mit der Wasserübertragung. Und das mit großem Erfolg!

(Beispiel nach Angelika Dlhouhy, Berlin)

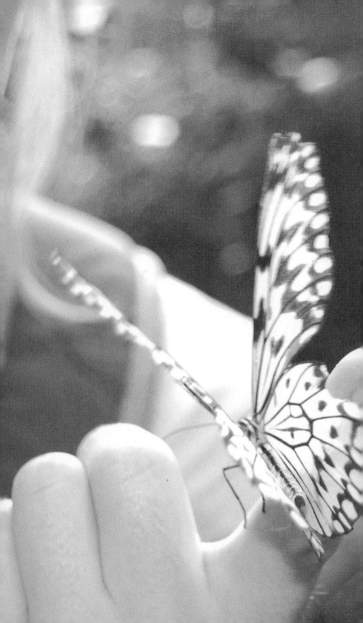

Erweiterter Schwingungs- ausgleich

Den Möglichkeiten der Neuen Homöopathie und des Einsatzes von Symbolen sind keine Grenzen gesetzt.

Glaubenssatzarbeit mit Symbolen

»Ungesunde« Gedanken oder Grundhaltungen können sich negativ auf die Gesundheit auswirken. Mit Hilfe der geometrischen Zeichen werden auf der Basis der Methode von O. Carl Simonton ungesunde Glaubenssätze umgeschrieben, um so die Biochemie der Gefühle wieder in Einklang zu bringen. Wir alle kennen die »selbsterfüllende Prophezeiung«: Bei der Krebsbekämpfung kann die feste Überzeugung, geheilt zu werden, ein Schlüssel zum Erfolg sein.

Geleitete Visualisierung

Von diesen Gedanken ausgehend, entwickelte der amerikanische Krebsforscher O. Carl Simonton eine spezielle Therapie für Krebskranke. Simonton forderte seine Patienten mit großem Erfolg dazu auf, täglich »Krieg« gegen den Krebs zu führen. In geführten Meditationen wird das körpereigene Immunsystem dazu ermutigt, in diesen Krieg einzugreifen. Im meditativen Zustand sollen sich die Patienten vorstellen, wie die Krebszellen durch die angewandte Krebstherapie bekämpft werden; gleichzeitig sollen die gesunden Zellen durch die medikamentösen oder radiologischen Einflüsse, die bei der Vernichtung der Krebszellen zu Hilfe gerufen wurden, keinen Schaden nehmen. Die Resultate dieser Visualisierung waren verblüffend. Bei vielen Patienten schlug die Behandlung so gut an, dass der Krebs innerhalb weniger Monate verschwunden war. Die Heilungen gingen recht rasch vonstatten, und sogar die Nebenwirkungen der Strahlen- oder Chemotherapie konnten den psychisch gestärkten gesunden Zellen keinen allzu großen Schaden zufügen.

Überzeugungen und Glaubenssätze beeinflussen unser Leben und unsere Gesundheit maßgeblich. Sie steuern Verhalten und Wahrnehmung. Viele Menschen tragen Glaubenssätze mit sich herum, die sie seit ihrer Kindheit gesammelt und in ihrem Unterbewusstsein gespeichert haben. Mit der Neuen Homöopathie löschen wir Informationen, die für unsere Entwicklung hinderlich sind, und ersetzen sie durch die »erlöste Form«.

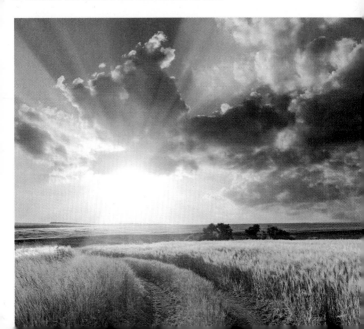

In der Praxis wird das so gemacht: Wir falten ein Blatt Papier in der Mitte. Auf die linke Hälfte schreiben wir den zu löschenden Glaubenssatz (z. B.: »Ich kann das nicht.«), testen das entsprechende Umkehrzeichen dafür aus und malen es über diesen Satz. Auf der rechten Seite des Blattes erarbeitet der Therapeut mit dem Patienten gemeinsam die erlöste Form dieses Satzes (z. B.: »Ich bin offen für neue Möglichkeiten, die sich in meinem Leben bieten. Dadurch kann ich viel Neues erleben.«).

Durch dieses Vorgehen können wir Heilimpulse durch sogenannte positive Affirmationen setzen. Zur Verstärkung wird noch das Ypsilon auf die Affirmation gemalt. Dann wird die Übertragung der gesamten Information dieses Blattes auf Wasser individuell ausgetestet, wie in den Kapiteln zur Wasserübertragung beschrieben.

Negativer Glaubenssatz	Positive Affirmation
Ich schaff das nicht!	Ich vertraue in meine Fähigkeiten und bin offen für neue Möglichkeiten, die mir das Leben schenkt, um Kraft zu tanken.
Ich bin es nicht wert!	Jeder Mensch ist ein Geschöpf Gottes. Gesundheit, Wohlstand, Liebe und Freude entsprechen meiner göttlichen Natur.
Ich muss für alles hart arbeiten und um vieles kämpfen!	Die Qualität der spielerischen Leichtigkeit darf jetzt immer mehr in mein Leben kommen. So macht die Arbeit mehr Spaß und Freude, und alles geht mir leicht von der Hand.

Der Psychomeridian

Für viele Therapeuten der verschiedenen Richtungen der Neuen Homöopathie zählt die Arbeit mit dem Psychomeridian zu einem der wichtigsten Aspekte im Heilungsgeschehen, denn nach den Theorien einer ganzheitlichen Medizin liegen Erkrankungen immer auch psychische Ursachen zugrunde. Zeigt sich keine Besserung, obwohl z. B. die Energie-Balance durchgeführt und sonstige Störfelder durch Elektrosmog, im Zahnbereich, bei Narben, Brille etc. entstört wurden, verweist dies möglicherweise auf einen ungelösten seelischen Konflikt, der seinen Ursprung in einem vergangenen Lebensereignis hat.

Am Psychomeridian, der vom ersten Halswirbel auf der Mittellinie des Schädels bis zur Scheitelhöhe verläuft, lassen sich auf wunderbare Weise Zeitpunkt und Thema der psychischen Blockade austesten. Der Psychomeridian repräsentiert dabei eine Art Lebenslinie, die der Therapeut mit der Einhandrute, beginnend von der Gegenwart am höchsten Scheitelpunkt LG 20 bis hin zum ersten Halswirbel, dem Zeitpunkt der Geburt, durchtestet. Über diese »Lebenslinie« können wir Zugang zu gespeicherten Informationen vergangener Lebensereignisse an den Punkten erhalten, an denen die Einhandrute mit einer Störung reagiert.

Bei der Arbeit am Psychomeridian sollte der Therapeut dem Patienten stets die Möglichkeit geben, »anonym« zu bleiben: Er muss dem Behandler nicht mitteilen, welches

TIPP

In welchem Alter liegt die Störung?
Um herauszufinden, in welchem Alter die Ursache der see-
lisch-geistigen Störung liegt, fahren Sie langsam mit dem
Zeigefinger vom LG 20 am höchsten Scheitelpunkt des
Kopfes in Richtung 1. Halswirbel (Grübchen, an dem der
Kopf aufsitzt). Beobachten Sie den Ausschlag der Rute, die
Sie in der anderen Hand halten. Denken Sie dabei an das
Thema, das Sie abfragen wollen. Stoppen Sie an der Stelle,
an der die Rute erstmals einen negativen Ausschlag zeigt,
und schätzen Sie das Alter. Wenn der Patient beispiels-
weise 44 Jahre alt ist (= höchster Scheitelpunkt LG 20)
und Sie ca. in der Mitte der Strecke einen Ausschlag von
Grad 7 haben, liegt die Störung bei 22 Jahren. Häufig fällt
dem Patienten selbst ein, was in diesem Alter passiert ist.

Lebensereignis sich hinter der Störung verbirgt. Wichtig
ist vielmehr, dass der Patient selbst einen gefühlsmäßi-
gen Zugang zu diesem konfliktreichen Ereignis bekommt.
Nun wird weitergetestet, mit welchen Emotionen dieses
Ereignis im Zusammenhang stand.

Über das Element zum Gefühl
Die Neue Homöopathie stützt sich hierbei auf die Zuord-
nung der Elementenlehre aus der Traditionellen Chinesischen Medizin, bei der jedem Element auch Emotionen
zugeordnet werden, etwa Wut, Aggression, Trauer usw.

Nachdem über den Psychomeridian das Alter, das Ereignis und die daran gekoppelten Gefühle herausgefunden wurden, kommen wiederum die Ausgleichszeichen zum Einsatz. So kann dann beispielsweise auf einem Zettel folgende Information geschrieben stehen: »22 Jahre, Abtreibung, Verlust, Schmerz.« Darauf wird das entsprechende Umkehrzeichen gemalt. Anschließend wird ein informiertes Heilwasser für den Patienten hergestellt – mit homöopathischen Worten sozusagen sein eigenes Simillimum. So wie es im Kapitel über die Wasserübertragung beschrieben worden ist, werden anschließend die einzelnen Stufen und die Gesamtzeitdauer für die Schwingungsharmonisierung ausgetestet.

Erfahrungsbericht: Panickattacken

Shakti, eine feine zarte junge Inderin, kam in meine Praxis, um ihre Panikattacken zu heilen. Sie litt darunter seit ihrem 6. Lebensjahr. Im Alter von 12 Jahren traute sie sich aus diesem Grund ein ganzes Jahr lang nicht aus dem Haus. Später musste sie in mehreren Fällen sexuellen Missbrauch über sich ergehen lassen. Shakti hatte Angst davor, Lebensmittel mit Schale zu essen, vor dem Fliegen und vor Wasser (Hydrophobie). Sie klagte zudem über Verstopfung, Lebensmittelunverträglichkeiten und Allergien und hatte eine Schwermetallbelastung. Oft werden Ängste somatisiert, sodass Menschen körperliche Symptome entwickeln, die aber nur indirekt mit dem Körper zu tun haben. Der Weg hieraus ist primär die Heilung der Angst, der Ursache.

Mithilfe der Energie-Balance testete ich mit der Rute aus, wo das Energiesystem in Dysbalance war und bemalte die entsprechenden Meridianpunkte mit geometrischen Zeichen. Danach ermittelte ich mithilfe des Psychomeridians, in welchem Lebensalter die Ursache für Shaktis Trauma lag. Die Rute wies auf eine Belastung im 2. Lebensjahr hin. Wir konnten gemeinsam herausfinden, welche Grundgefühle mit dem Erlebnis zusammenhingen. Das Ermitteln und Akzeptieren der Grundgefühle erweist sich als gute Hilfe, um einem Trauma näher zu kommen, insbesondere wenn der auslösende Vorfall verdrängt oder vergessen wurde: Wir stießen auf Wut, Ablehnung und Panik. Wir erarbeiteten zusammen die Umschreibung des Traumas, die Shakti in den nächsten Wochen mittels Wasserübertragung anwendete. Zur Unterstützung des Heilprozesses prägten wir Töne und Farben (Blau) auf einen Rosenquarz, den Shakti vier Wochen in ein Tuch gewickelt und um ihren Knöchel gebunden trug. Es war ihre Initiative, den Stein so bei sich zu tragen, ich empfehle meistens die Hosentasche. Zwei Monate später kam Shakti in meine Praxis. Ihre gesamte Ausstrahlung hatte sich ins Positive gewandelt. Sie berichtete mir, dass ihre Panikattacken verschwunden waren. Nun, da die seelische Belastung gelöst war, arbeiteten wir an der Reinigung des Zellsystems und der körperlichen Genesung. Mittels Umschreiben auf Wasser leiteten wir die Schwermetalle aus und behandelten die Lebensmittelunverträglichkeiten.

(Beispiel nach Layena Bassols Rheinfelder, Herrsching)

Die geometrischen Zeichen wirken nicht nur bei körperlichen Symptomen, sondern auf feinstofflicher Ebene natürlich auch bei psychischen und seelischen Beeinträchtigungen, die der Betroffene als belastend erfährt.

Durch die Umkehrinformation wird eine Energie, die Blockaden verursacht und eventuell manifeste Krankheiten ausgelöst hat, in eine harmonisch fließende Energie umgewandelt, die nicht krank, sondern in ihrem freien Fluss gesund macht. Energie, die wieder frei und ungehindert fließt, regt die Selbstheilungskräfte im Körper an. So können auch physisch manifeste Erkrankungen Heilung erfahren. Viele Patienten beschreiben die Arbeit am Psychomeridian für sich als »Durchbruchsitzung«, weil sie eine »Initialzündung« im Genesungsprozess erleben.

Die Arbeit mit dem Psychomeridian hat sich besonders bewährt bei ungelösten psychischen Konflikten, psychischen Blockaden, Suchtverhalten, Traumata, Allergien, Ängsten und Phobien.

INFO

EINS NACH DEM ANDEREN ...

Zunächst wird immer diejenige Blockade bearbeitet, die zeitlich am nächsten liegt. Ist dieser Prozess abgeschlossen, kann weiter in die Vergangenheit zurückgegangen werden.

Die Chakra- und Aura-Therapie

Chakra- und Auratherapie bieten vielfältige Möglichkeiten, zu den Ursachen von Erkrankungen vorzudringen und diese Schritt für Schritt aufzulösen. Chakren sind Energiezentren, die Informationen aus dem morphischen Feld über die verschiedenen Schichten der Aura aufnehmen, in die Meridiane weiterleiten, verarbeiten und wieder abgeben. Sind eine oder mehrere Aura-Schichten oder die Chakren blockiert, kann dies seelisch-geistige und auch körperliche Beschwerden nach sich ziehen. Über den Körper verteilt gibt es neben zahlreichen kleineren Chakren sieben große Kraftzentren:

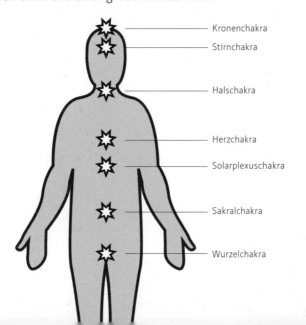

Kronenchakra

Stirnchakra

Halschakra

Herzchakra

Solarplexuschakra

Sakralchakra

Wurzelchakra

Wurzel-Chakra (Basis-Chakra)

Das Chakra liegt zwischen Kreuzbein und Steißbein und stellt unsere Verbindung zur Erde dar. Hier wird die Lebensenergie aufgenommen und an die anderen Chakren weitergeleitet. Menschen mit einem gut entwickelten Wurzel-Chakra stehen voll im Leben, strahlen Vitalität aus und haben auch materiell meist keine Probleme. Ist das Chakra blockiert, fehlt es oft an Antriebskraft.

Sexual-Chakra

Das Sexual-Chakra liegt unter dem Nabel. Themen sind hier Sinnlichkeit, Lust und Hingabe, womit aber nicht nur Sexualität gemeint ist, sondern Geben und Nehmen auf körperlicher und emotionaler Ebene. Menschen, deren Sexual-Chakra fließt, können sich einer Aufgabe voll hingeben und auf andere Menschen gut einlassen. Das Sexual-Chakra steht nicht nur für die Zeugung, sondern auch für andere Formen des schöpferischen Handelns.

Solarplexus-Chakra

Das Solarplexus-Chakra liegt in der Mitte über dem Nabel. Körperlich sind ihm die Verdauungsorgane zugeordnet. Dieses Chakra ist unser »Machtzentrum«. Jeder Mensch braucht eine natürliche Aggressivität. Wenn sich Widerstände in den Weg stellen, müssen Kraft und Wille ausreichen, diese zu beseitigen. Eine Blockade kann sich in Kraftlosigkeit mit nach innen gerichteter Aggression äußern oder als übersteigerter Machtwille.

Herz-Chakra

Das Chakra liegt in der Mitte des Körpers und verbindet die drei unteren mit den drei oberen Chakren. Es symbolisiert unsere Fähigkeit zu lieben. Ein Mensch mit entwickeltem Herz-Chakra ist verständnisvoll, gesellig und übernimmt gerne soziale Verantwortung. Wer auf sein Herz hört, spürt die tieferen Zusammenhänge des Lebens. Eine Blockade des Herz-Chakras äußert sich in Gefühllosigkeit oder innerer Leere.

Hals-Chakra (Kehl-Chakra)

Das Chakra liegt im Bereich von Hals und Nacken und steht symbolisch für unsere Fähigkeit, offen zu kommunizieren und anderen zuhören zu können. Auf organischer Ebene sind ihm Schilddrüse, Atmung, Bronchien, Stimmbänder, Lungen und Speiseröhre zugeordnet. Denken und Fühlen werden hier verbunden. Ein Mensch mit einem harmonischen Hals-Chakra kann sich gut gegenüber anderen ausdrücken und ihnen zuhören. Eine Hemmung äußert sich zum Beispiel in Schüchternheit, Stottern oder der Unfähigkeit, anderen zuhören zu können.

Stirn-Chakra (3. Auge)

Das Stirn-Chakra liegt in der Mitte zwischen den Augen und steht für unsere Vorstellungskraft sowie für Weitsicht und Innenschau. Es hilft, eine unfertige Idee in eine detaillierte Vorstellung auszureifen. Menschen mit einem stark entwickelten dritten Auge haben manchmal telepathische Eigenschaften. Wenn das Stirn-Chakra blockiert ist, kann es zu übermäßigen Ängsten kommen.

Scheitel-Chakra (Kronen-Chakra)

Das Chakra auf dem Scheitel in der Mitte des Kopfes verbindet uns mit der spirituellen Welt und dem Ursprung allen Seins. Ist dieses Energiezentrum offen, empfangen wir viel spirituelle Energie und tiefe Einsicht in die Zusammenhänge des Lebens. Blockaden können sich in tiefer Orientierungslosigkeit äußern.

Erfahrungsbericht: Musik

Ein Musiklehrer hatte ein seltenes afrikanisches Saiteninstrument gekauft. Jedes Mal, wenn er versuchte, das Instrument zu spielen, begann es ihn sofort am ganzen Körper zu schaudern und stark zu jucken. Er konnte das Instrument nicht mehr spielen. Die Testung der Aura ergab Grad 7 in der emotionalen Schicht, die Testung der Chakren eine Blockade des Sexual-Chakras. Auch die Themen »Schuld« und »Reue« testeten mit Grad 7. Während dieses Prozesses erinnerte sich der Mann an eine Frau in Afrika, die wohl gerne eine »Affäre« mit ihm gehabt hätte; er hatte dies damals jedoch abgelehnt und dadurch offensichtlich Schuldgefühle gespeichert. Als Therapiemethode testeten wir ein Verzeihensritual am Feuer. Zwei Tage später sagte er mir, dass das Jucken weg war und er das Instrument jetzt spielen konnte.

(Beispiel nach Roswitha Stark, Augsburg)

Die für die Arbeit mit der Neuen Homöopathie wichtigsten Aura-Schichten sind von innen nach außen:

- physische Aura, ganz dicht am Körper selbst
- emotionale Aura, in der unsere Gefühle und Stimmungen gespeichert sind
- mentale Aura, in der unsere Gedankenmuster abgespeichert sind
- spirituelle Aura, die unsere Verbindung mit der geistigen Welt ermöglicht.

Aura- und Chakra-Ausgleich

Die Aura- und Chakra-Therapie ist eine sehr sensible Arbeit, die ein Hineinspüren und ein Sich-Einlassen auf die Schwingungen des Patienten erfordert. Da es hier sehr oft um ungelöste Emotionen und das Auflösen alter Konflikte geht, sollte man etwas Erfahrung haben, bevor man diese Arbeit macht. Ob eine Auraschicht oder ein Chakra durchgängig und frei ist, können wir wie bei körperlichen Themen auch mit der Einhandrute testen, indem wir unsere Gedanken auf den jeweiligen Bereich lenken oder mit dem Zeigefinger auf das Chakra deuten. Testet eine Aura-Schicht oder ein Chakra schlechter als Grad 5, liegt eine Blockade vor. Dieser energetische Bereich und auch die zugeordneten Organe oder Drüsen sind dann nicht optimal mit Lebensenergie versorgt. Für die Behandlung eignen sich sehr gut Töne, Rhythmen, Farben, die Glaubenssatzarbeit oder auch besondere Heilrituale.

Töne und Rhythmen

Mit Hilfe der Neuen Homöopathie können nicht nur geometrische Formen und Farben, sondern auch Töne oder Rhythmen lebensstärkend eingesetzt werden. Himmlische Klänge oder höllischer Lärm – seit der Japaner Masaru Emoto mit seinen Wasserkristallbildern aufgezeigt hat, wie harmonische oder disharmonische Musik (Mozart oder Heavy Metal) schön strukturierte bzw. eher chaotische Formen hervorbringt, kann man sich besser vorstellen, dass Schwingungen mit uns in Resonanz gehen und dadurch eine gesundheitsfördernde oder eher krank machende Wirkung haben können. Wie Klangwellen auf Materie wirken, zeigte schon in den 1970er-Jahren der Klangforscher Hans Jenny auf.

Schwingungen als Therapie

Neben der sehr feinstofflichen Ebene (Chakren und Aura) können Schwingungen also sogar unser »Gewebswasser« prägen, das den größten Teil des menschlichen Organismus ausmacht. Wir sind folglich auf vielen Ebenen empfänglich für Signale und Informationen in Form von Schwingungen, daher lassen sich diese auch gezielt therapeutisch einsetzen: Mit der richtigen »Stimmungsmusik« können wir Ver-Stimmungen lösen und den Organismus dabei unterstützen, sich wieder in die Harmonie einzustimmen. Über die Wirkung von Musik existieren viele wissenschaftliche Untersuchungen, Philosophien,

Methoden oder Zuordnungen: Töne lassen sich Plane-
tenfrequenzen zuordnen (Joachim Ernst Behrend, Hans
Cousto), auch Farben korrelieren mit den Tönen (Isaac
Newton), laut Untersuchungen hört das Ungeborene am
liebsten Mozart (Alfred A. Tomatis), und unser ganzes
Leben ist vom Rhythmus geprägt (Rudolf Steiner) ... – um
nur einige wenige Ausschnitte aus dem weiten Feld von
Musik, Rhythmus und Farben zu nennen.

Der therapeutische Einsatz von Tönen oder Musik kann
mit den Methoden der Neuen Homöopathie wirkungs-
voll ergänzt werden. Zum Beispiel können Therapeuten
mit der Einhandrute genau austesten, welche Schalen
in welcher Frequenz dem Patienten auf verschiedene
Körperstellen gesetzt und angeschlagen werden sollen,
und dabei genau mittesten, wie lange diese Schwingung
guttut. So erhält der Klient die optimale »Klangdosis«.

Heiltöne oder gespielte Heilmusiken können des Weiteren etwa auf Steine geprägt werden. Hat man mittels
Austestung den Heilton ermittelt, kann diese Frequenz
auf einen Heilstein übertragen werden, indem der Patient
den Stein in der rechten Hand hält (wie bei der Wasserübertragung das Wasserglas) und der Therapeut das
Instrument anschlägt.
Mit der gängigen Harmonielehre muss dieser Heilton
bzw. diese Heilmusik nichts zu tun haben, vielleicht klin-
gen die Töne für unsere Ohren nicht einmal schön – den-

noch wird genau diese Schwingung beim Klienten einen positiven Heilimpuls auslösen. Diesen so mit Tönen versetzten Heilstein kann der Patient dann täglich bei sich tragen – entsprechend dem ausgetesteten Zeitraum. Auf diese Weise ist es natürlich auch möglich, Heilmantren zu übertragen.

Kombination mit anderen Methoden

Eine weitere Variante ist die Aura-Klärung mit Rhythmen und Tönen. Hier kombinierte Erich Körbler die Neue Homöopathie mit Elementen des Schamanismus. Am besten ist diese Methode in einer Gruppe anzuwenden:

Dabei steht der Empfangende in der Mitte, die anderen Gruppenteilnehmer stehen im Kreis um ihn herum, nehmen sich Musikinstrumente wie Rasseln, Zimbeln, Glocken zur Hand und lassen diese Musikinstrumente dann in der Aura des Patienten erklingen. Auch laute und unrhythmische Tonfolgen können hier die Heilimpulse auslösen. Im Schamanismus ist es gerade der »Nicht-Rhythmus«, der die Trance hervorruft, indem unrhythmisches Trommeln das Gehirn quasi in einen Urzustand, den sogenannten »Alpha-Zustand« versetzt. Die Aura-Reinigung wird solange von den Teilnehmern fortgeführt, bis die Rute des Gruppenleiters umschlägt und damit anzeigt, dass die Zeit für diese individuelle Klangdosis beendet ist. Diese Behandlung hat eine sehr tief gehende, reinigende und klärende Wirkung.

Erfahrungsbericht: Lernschwierigkeiten

Alina, ca. 8 Jahre alt, war in der Schule häufig langsamer im Begreifen als ihre Mitschüler. Deshalb hatte sie Probleme mit der Lehrerin und auch keine guten Noten. Alinas Mutter beschrieb, dass bei den Hausaufgaben der Groschen einfach oft nicht so schnell fiel. Und wenn Alina es dann kapiert hatte, war das Verständnis oft nicht von Dauer, und die Mutter musste ihr die Rechenaufgaben immer wieder aufs Neue erklären. Sie hatte das Gefühl, das könnte mit Medikamenten zusammenhängen, die sie in der Schwangerschaft bekommen hatte. Wir arbeiteten mit einem Heilton, der auf einen Stein geprägt wurde, und testeten zwei Wasserübertragungen aus, die zwei verschiedene Begriffe rund um das Thema Lernen/Verstehen/Begreifen enthielten. Es testete außerdem eine Kopfverletzung, die Alina als kleines Kind hatte, sowie die dazugehörigen Gefühle. Zum Schluss der Sitzung »entstörten« wir die Medikamente der Schwangerschaft. Alina legte sich 16 Tage lang den Stein unters Kopfkissen und führte dann die erste Wasserübertragung durch. Sie pausierte etwa eine Woche und machte dann die zweite Wasserübertragung. Der Mutter fiel zunächst keine sichtbare Verbesserung auf. Doch die nächste Matheprobe ergab die Note 1, und zwei Tage später brachte Alina eine 1 in der Deutschprobe nach Hause! Alinas Klassenkameraden kamen sogar zu ihr, um ihr zu gratulieren. Die ganze Familie strahlte und war glücklich über den Erfolg – und ich war es auch!
(Beispiel nach Felicitas Sperr, Landshut)

Register/www-Adressen

www.heilzeichen-shop.com

www.heilpraxis-stark.de:
Seminarangebote und Termine von Roswitha Stark

www.skripthaus.com:
Bücher und Termine von Petra Neumayer

www.medizin-zum-aufmalen.de: Informationen zur Neuen Homöopathie, aktuelle Vorträge und Seminare